Liebe in der Psychiatrie

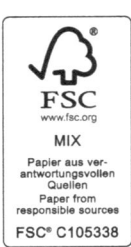

1. Auflage 2021

© 2021 Karin Engelkamp, Herausgeberin

www.textengel.ch

Herstellung und Verlag: BoD – Books on Demand,
Norderstedt

ISBN: 9783754346846

5. Internationaler Kongress
für Echte Psychotherapie, Psycholyse und Alternative Psychiatrie

25. – 27. Juni 2021

Avanti

Internationale Ärztegesellschaft für Echte Psychotherapie und Alternative Psychiatrie
In Zusammenarbeit mit dem World Wide magic Movement
Avanti, Grossmatt 296, CH-4574 Lüsslingen
www.aerztegesellschaft-avanti.org
www.world-wide-magic-movement.org

Eine Veranstaltung der
Therapeutisch-Tantrisch-Spirituellen Universität
In Nennigkofen-Lüsslingen, Schweiz

für Therapeuten, Patienten, Experten, Betroffene und alle Interessierten
www.kongress-echte-psychotherapie.org

Die Schreibweise in diesem Buch folgt der schweizerischen Schreibweise ohne ß.

«Was der Klient zu lernen hat, um zu heilen, ist das Lieben.
Es bleibt die Wahrheit: Die Liebe ist es, die heilt.»

Samuel Widmer

«Es braucht keine kopfigen, intellektuellen Manuale und Gebrauchsanweisungen.
Es braucht Liebe.
Es braucht nicht Korrektheit. Hinter ihr bleibt das Herz einsam und leer.
Es braucht ein liebendes Wesen.»

Samuel Widmer

Inhaltsverzeichnis

Alternative Psychiatrie

Die Alternative Psychiatrie ist eine menschliche Psychiatrie, in der die Würde, Freiheit und Einzigartigkeit des Menschen respektiert werden.

Nicht die Bevormundung des Kranken und die Anpassung an die Gesellschaft sind für sie das Wichtigste, sondern eine umfassende Sicht auf das jeweilige Problem. Mitgefühl und Beziehung sind die wichtigsten therapeutischen Instrumente, welche für jede Situation die bestmögliche Handlung und Lösung finden. Standardisierte Fragebögen und wissenschaftliche Forschung, verschiedene Theorien und therapeutische Schulen, die Festlegung von Diagnosen und Krankheitsbildern – all dies kann uns dienen und wertvolle Informationen liefern und bei der Wahl der richtigen Behandlung helfen.

Wir wollen aber nicht aus den Augen verlieren, dass dies alles nur oberflächliche Beschreibungen sind. Die Ursachen psychiatrischer Erkrankungen sind komplex und liegen tiefer. Biochemische Veränderungen im Gehirn sehen wir als Symptom und nicht als Ursache des Problems.

Die Behandlung psychiatrisch kranker Patienten sollte auf vielschichtige Weise erfolgen und alle Möglichkeiten nutzen, die hilfreich erscheinen, wie Medikamente, geschützte Rahmen, sozialarbeiterische Unterstützung und Psychotherapie. Der Therapeut oder die Institution können im Rahmen ihrer Möglichkeiten Unterstützung anbieten. Dabei streben wir eine möglichst in die Gesellschaft und Familie integrierte Behandlung an, anstatt den Kranken zu isolieren und einzusperren.

Nicht Angst und Sicherheitsdenken bestimmen das Vorgehen, sondern die Einsicht, dass die Verantwortung für sein Leben letztlich immer beim Patienten selbst bleibt sowie dass Liebe und ein durch sie gestaltetes Umfeld das Einzige sind, was ihn dabei unterstützen kann.

Begrüssung – von Kasia Weidenbach

Sehr geehrte Damen und Herren, liebe Freunde und Freundinnen!

Wieder einmal darf ich euch zu unserem Kongress, dem fünften internationalen Kongress für Echte Psychotherapie und Alternative Psychiatrie, diesmal unter dem Titel «Liebe in der Psychiatrie», willkommen heissen.

Es ist aus verschiedenen Gründen ein besonderer Kongress.

Zum einen ist es fast ein Wunder, dass wir überhaupt alle hier zusammenkommen, und auch eine besondere Freude, sich wieder treffen zu können, nach dieser langen «Corona-Zeit». Es ist jedoch trotzdem noch nicht ganz wie sonst, denn wir müssen uns an bestimmte Schutzmassnahmen halten. Dies ist einerseits eine Einschränkung, andererseits eine besondere Herausforderung. Wir haben uns entschlossen, das Ganze als Herausforderung anzunehmen. Die besonders intensive und teilweise komplizierte Planung, die Notwendigkeit, Abstand zu halten, Masken zu tragen, all dies lädt uns ein, ein Gleichgewicht zu finden zwischen dem Achtsam- und Aufmerksamsein, sich gemeinsam an Regeln und Abmachungen zu halten, und der Lebendigkeit, der Freude, die man auch haben kann in einem anderen, ungewohnten Setting, der Chance darin, immer wieder neu und wach zu sein.

Dann ist es besonders dieses Jahr, weil wir ein Jubiläum haben, Avanti wird nämlich zehn Jahre alt! Im April 2011 haben wir unsere Ärztegesellschaft gegründet, weil es für uns keinen Platz gab in den offiziellen Ärztegesellschaften, weil wir die Vision, die schon seit 15 Jahren wartete, erfüllen wollten und um unsere Sicht von Psychotherapie zu formulieren und in die Welt zu setzen. So ist dieser Kongress auch eine Gelegenheit, Bilanz zu ziehen, die Vision zu erneuern, sich neu auszurichten auf das, was kommen mag, und auf unsere Aufgaben darin.

Dies bringt uns zum eigentlichen Thema des Kongresses: «Liebe in der Psychiatrie». Als wir zur Gründung von Avanti die Texte geschrieben haben, die unsere Haltung ausdrücken sollten zu Therapie und Psychiatrie, hat Samuel Widmer, unser Lehrer, sie durchgesehen und sie mir zurückgegeben mit den Worten: «Sie sind gut, nur fehlt noch etwas Liebe darin.» Und er hatte überall noch etwas hineingeschrieben, etwas über Liebe.

So freue ich mich, dass wir nun zum ersten Mal einen Kongress haben, der die Liebe im Titel hat!

Die Alternative Psychiatrie, die ja neben der Echten Psychotherapie unser Hauptthema ist, soll dieses Mal ins Zentrum der Aufmerksamkeit rücken.

Wir haben ja meistens mit Tabuthemen zu tun an unseren Kongressen. Diesmal ist es so in zweierlei Weise: Die Liebe ist in unserer Welt zum Tabu geworden und wenn man über Liebe spricht, muss man mit heftigen Angriffen und Vorwürfen rechnen. Sex, Vergnügen, Missbrauch und Heimlichkeiten werden meist mit dem Wort Liebe verbunden, was Liebe wirklich ist, scheint kaum jemand zu verstehen.

Psychiatrie ist jedoch auch für sich schon ein Tabuthema: *Irrenhaus, weggesperrt, düster und einschüchternd* schrieb eine unserer jungen Kolleginnen als erste Assoziation zu dem Thema. Psychiatrie ist eine Randerscheinung der Gesellschaft, die vielen unheimlich ist und Angst macht.

Ich weiss nicht, zu welchem Zeitpunkt der Menschheitsgeschichte die Trennung von verrückt und normal begonnen hat. Vermutlich gleichzeitig oder als Folge der Aufspaltung zwischen Tod und Leben, zwischen Ich und Du und all der anderen Spaltungen, die folgten.

Das war jedenfalls der Ursprung der Frage: «Was ist verrückt?» und damit auch der Ursprung der Psychiatrie.

Und es gab schon immer und es gibt heute noch zwei Strömungen, mit dem Abnormalen, dem, was nicht in die gängige Norm passt, umzugehen.

Die Angst will immer wieder einen Zustand von Normalität, von scheinbarer Sicherheit, in der man die Kontrolle und den Überblick hat, herstellen. Sie muss das Verrückte entweder ausgrenzen oder unter Kontrolle bringen, ob mit Dämonenaustreibung oder körperlichen, teils brutalen Behandlungen, mit Fesseln, Einsperren und Folter oder mit starken Medikamenten. Die Methoden haben sich im Laufe der Jahrhunderte verändert, die Motivation dahinter ist die gleiche geblieben.

Die Liebe stellt den Menschen in den Mittelpunkt. Sie strebt nach Mitgefühl, Verständnis und nach einer Welt, in der alles eingeschlossen ist, alles einen Platz hat, insbesondere auch das Rätselhafte, Unbekannte, die Magie, das Wunder. Ob man Menschen als Schamanen einen besonderen Platz gibt, Halluzinogene einnimmt, um psychotische Patienten besser zu verstehen, offene Psychiatrien einrichtet, in denen man mit den Menschen redet und in Beziehung tritt, auch hier findet jede Zeit ihre Art und Weise der Liebe in der Psychiatrie.

Heute gibt es einige Bestrebungen, die Psychiatrie freundlicher, weniger gewalttätig und offener zu machen. Die Frage ist nur, ob das weit genug geht. «Keine Forderung kann gross genug sein», schrieb Charles Eisenstein 2012 in seinem Aufruf zu einer Revolution der Liebe[1].

Im aktuellen Diagnosemanual der Psychiatrie, dem DSM V, sind psychiatrische Diagnosen so weit gefasst worden, dass immer mehr Menschen, vor allem auch Kinder und Jugendliche, als krank und somit mit Medikamenten behandlungsbedürftig eingestuft werden können. Wutausbrüche, eine starke Sexualität, intensive Trauer, ungewöhnliche Zustände in der Pubertät, spezielle, eigene Arten, die Welt wahrzunehmen und zu denken, können nun in diagnostische Kategorien eingeordnet werden.

Nichts gegen sinnvoll eingesetzte Diagnosen und Medikamente! Aber die Normalität wird ein immer schmalerer Grat, von dem immer mehr Menschen herunterfallen.

Kann man die Psychiatrie verändern? Ebenso könnte man fragen, ob man die Kirche verändern kann. Denn in der Psychiatrie herrscht ebenso viel Aberglaube, Dogmatismus, Machtbestreben und Moral wie in den offiziellen Religionen. Kann das verändert werden? Und wenn ja, wie?

Die Psychiatrie wirklich zu verändern würde heissen, die Welt zu verändern. Platz zu schaffen für Besonderes, für Vielfalt, für Langsamkeit, für Ehrlichkeit, für echte Gemeinschaft und für das Verrückte, welches zum grossen Teil an dieser aufgeheizten, gestressten, gewalttätigen und engen Welt verrückt und immer noch verrückter geworden ist.

In den letzten Jahren ist eine neue Vision für ein Projekt entstanden. Aus der Arbeit mit Patienten in der Praxis ist immer mehr ein Bedürfnis entstanden nach einem Ort, um Menschen eine Zeit lang unterbringen zu können, die nicht mehr alleine zurechtkommen. Eine eigene Klinik, ein Haus der Heilung, eine Heimat für unsere Arbeit zu haben, ist schon ein längerer Wunsch, der langsam Ge-

---

[1] Charles Eisenstein. Der Geist von Occupy. Keine Forderung kann gross genug sein. Die Revolution der Liebe. Scorpio Verlag.

stalt annimmt. Den wir verwirklichen wollen. Gemeinsam mit dem 3. Meisterkurs für Psycholytische Psychotherapie setzen wir uns damit auseinander.

Die Welt braucht das Neue, hat kürzlich der Leiter einer schönen, alternativen, psychiatrischen Einrichtung zu uns gesagt, und dafür sind wir hier!

Ein Kongress zum Thema Liebe hat nur Sinn, wenn die Liebe auch da ist. Liebe hat nichts mit Romantik zu tun. Sie ist das Grosse. Man erkennt sie vielleicht am ehesten an ihren Auswirkungen, an den leuchtenden Augen, an der gemeinsamen Ausrichtung, die Erstaunliches vollbringt (wie zum Beispiel, ein Kongresszelt in der Hälfte der vorgesehenen Zeit aufzustellen), an der gemeinsamen Stimmung. Dann wird aus einem Kongress ein Ereignis in Raum und Zeit, etwas Neues.

Wir sind hier, um das Neue zu finden, zu besingen, uns dazu inspirieren zu lassen und es zu leben.

Denn das Allerwichtigste am Kongress ist das Zusammensein, die Verbundenheit untereinander zu finden und zu nähren, um dann wieder in die Welt zu gehen und dort ein neues Licht anzuzünden.

Vorträge

Alternative Psychiatrie (Vortrag: Kongress Heilung und Inspiration Juni 2013)

Kasia Weidenbach

Meine eigenen Erfahrungen mit Psychiatrie habe ich in meiner Eigenschaft als angehende oder später in der Ausbildung befindende Ärztin gemacht. Mich faszinierte die menschliche Psyche mit ihren Rätseln, ihrem unglaublichen Potential und ihren furchtbaren Abgründen. Durch Erfahrungen mit psychoaktiven Substanzen hatte ich schon zu Beginn meiner Ausbildung damit begonnen, all dies auch in mir selbst zu erforschen.

Jeder Patient, jede Patientin, der ich in den Psychiatrischen Kliniken begegnete, war für mich ein einzigartiges Wesen. Ich interessierte mich brennend für die Geschichten, die diese zu erzählen hatten. Sehr bald fielen mir verschiedene Dinge auf.

Die Patienten in ihrer Verrücktheit hatten häufig etwas Lebendiges, ein Zugang zur Wahrheit, eine Direktheit in Beziehungen, die den Ärzten und dem Personal der Klinik abging, so dass ich mich mit den Patienten oft wohler fühlte als mit den Kollegen.

Niemand schien sich auch nur im Geringsten für die Geschichten und das innere Erleben dieser Menschen zu interessieren, wichtig waren einzig und allein Symptome und Diagnosen. Ich dagegen fand es jedes Mal sehr beschämend, nach einem Gespräch, in dem mir ein Mensch viel über sich und seine Not erzählt hatte, den erforderlichen Bericht abzuliefern, in welchem dieser Mensch nur noch als Kategorie vorkam. Mir kam das wie ein Verrat an ihm vor.

Das einzige Ziel jeder Behandlung war möglichst weitgehende Anpassung an die Normalität.

Speziell ein Erlebnis ist mir in Erinnerung. Ich war noch sehr jung, ein Mann wurde eingeliefert, der schrie und brüllte, doch er war dabei sehr fröhlich. Er brüllte immer wieder: «Das ist die Natur!» Ich hatte furchtbare Angst vor ihm und doch konnte ich den Blick nicht abwenden, was er sofort merkte, und nun richtete er seine feurigen Blicke und Schreie auf mich, worauf meine Kollegen mir empfahlen, den Raum zu verlassen. Einige Tage später war er erfolgreich behandelt worden und wurde entlassen – ein ganz normaler, angepasster, höflicher Mensch verliess die Klinik, ich fühlte eine grosse Enttäuschung und Traurigkeit. «

Natürlich ist verrückt sein und herumbrüllen auch keine Lösung, die funktioniert. Aber es ist traurig, wenn als Alternativen nur Anpassung, Unlebendigkeit und Langeweile zur Verfügung stehen. Gibt es nicht eine dritte Möglichkeit, nämlich lebendig zu sein und die Verantwortung dafür zu übernehmen?

Zum besseren Verständnis psychotischer Zustände möchte ich aus einem Brief von Dorothea Buck zitieren, den sie uns geschickt hat. Sie ist eine heute 95-jährige Frau, die mit 19 Jahren die Diagnose Schizophrenie bekam. Sie erlebte die Behandlung in der Psychiatrie im Deutschland der 30er Jahre und wurde unter dem NS-Regime zwangssterilisiert. Es handelt sich um einen offenen Brief an den Chefredakteur einer Zeitschrift, der einen Artikel über Schizophrenie geschrieben hatte.

«Sie schreiben (...), ‹die Krankheit ist schrecklich und stellt Ärzte wie Betroffene vor Rätsel. Wer an Schizophrenie leidet, lebt zwischen Wahn und Wirklichkeit. (...) Jeder Zehnte von ihnen tötet sich aus Verzweiflung selbst.› Weder ist Schizophrenie eine ‹schreckliche Krankheit›, wenn man sie wie S. Freud und C. G. Jung als Aufbruch des Unbewussten ins Bewusstsein verstanden hat und in sein Leben einbezieht, um vorausgegangene Lebenskrisen zu lösen, die wir mit unseren bewussten

Kräften nicht lösen konnten, noch töten sich viele als ‹schizophren› Diagnostizierte aus Verzweiflung über die Krankheit, sondern über die nur abwertende, defizitäre psychiatrische Sichtweise, alles von der NORM abweichende Erleben auf eine ‹genetisch bedingte, unheilbare, sinnlose Hirnstoffwechselstörung zu reduzieren, die nur durch viel zu hohe Neuroleptika-Dosierungen bis an das Lebensende zu stoppen sei.›»

Weiter erzählt Dorothea Buck von ihren schizophrenen Schüben, die sie als «Einbruch eines veränderten Weltgefühls sonst nicht gespürter Sinnzusammenhänge» erlebt hat.

Ein Einbruch von Phänomenen aus dem verdrängten persönlichen Bereich, aber auch als mystisches Erleben der Einheit der Welt. Ein solches Geschehen, wenn es chaotisch hereinbricht in ein Bewusstsein, welches die verschiedenen Ebenen nicht auseinanderhalten kann und deshalb auseinanderfällt, ist Psychose.

«Wie aber reagiert die Psychiatrie? In diesem veränderten Bewusstseinszustand, in dem man unbedingt Hilfe zum Verständnis dieser alten aufgebrochenen Bewusstseinsinhalte braucht (...), wird dieses veränderte Erleben nicht einmal erfragt, geschweige denn ernst genommen.»

Obwohl die heutige Psychiatrie nicht mehr mit Foltermethoden wie langfristiger Isolation und Untätigkeit, Sprechverbot, kalten Dauerbädern und Kopfduschen oder Massnahmen wie Zwangssterilisation arbeitet, wie es Dorothea Buck erlebt hat, ist doch im Umgang mit den Patienten heute kein grundsätzlicher Unterschied zu damals zu erkennen.

Trotzt allem ist es ihr im Verlauf ihres Lebens gelungen, die psychotischen Erlebnisse zu verarbeiten, daran zu wachsen und sich quasi selbst zu heilen.

Nach Jahren als Ärztin in der psychiatrischen Klinik und Praxis sehe ich es immer noch genauso wie früher. Ich bin überzeugt, dass jeder Patient eine Geschichte zu erzählen hat, die der Schlüssel zur Heilung sein könnte. Trotzdem gibt es auch eine Ernüchterung. In der Realität funktioniert das einfach nur sehr selten. In den meisten Fällen von schweren, psychiatrischen Störungen ist die Sehnsucht nach Veränderung, nach Lebendigkeit tief verschüttet und man trifft vor allem auf Abwehr, die möglichst in Ruhe gelassen werden will. Viele wollen um keinen Preis ihre beruhigenden Medikamente oder ihr Leben in der Abhängigkeit von Betreuern und Institutionen aufgeben. Heilung bedeutet immer auch, Verantwortung für sich selbst zu übernehmen, also auch eine Last zu tragen.

Oder um es mit den Worten von R. D. Laing, einem der Begründer der Antipsychiatriebewegung, zu sagen: «Psychose ist immer eine Entscheidung.»

In manchen Fällen wäre eine Behandlung vielleicht möglich, aber so aufwendig, dass man an seine persönlichen Grenzen kommt, wenn man noch ein eigenes Leben führen will. Es gibt Menschen, die ihr Leben geben für diese Aufgabe, die mit psychisch kranken Menschen ihr Leben verbringen und dabei beachtliche Erfolge haben. Doch das ist nicht eines jeden Psychotherapeuten Berufung.

Mittlerweile habe ich eingesehen, dass die Patienten in den meisten Fällen genauso zum System gehören wie die Ärzte, die Institutionen und der Rest der Gesellschaft. Das heisst, fast alle sind mehr an Anpassung und Sicherheit interessiert als an Erwachen. Trotzdem ist es mir wichtig, immer und jederzeit dafür offen zu sein, falls jemand doch an wirklicher Therapie interessiert sein sollte.

Dies ist eine recht radikale Sicht, die viele vielleicht empören mag. Es ist doch allgemein verbreitet, psychische Störungen als unverschuldeten Schicksalsschlag anzusehen, für den man nicht verantwortlich ist. Es bleibt letztlich eine unbeantwortete Frage, ob es ein Nicht-Können oder ein Nicht-

Wollen ist oder ob das Nicht-Wollen in solchen Fällen schon so chronifiziert ist, dass man es als Nicht-Können ansehen muss.

Trotzdem gibt es auch den anderen Fall, zum Beispiel eine Patientin, mit der zusammen ich als Therapeutin in einer intensiven Psychotherapie in die Geschichte, die hinter ihrer psychotischen Symptomatik steckte, vordringen konnte, so dass sie sich auflöste. Der Prozess führte dahin, dass sie nicht mehr verrückt war, sondern einsam. Als Verrückte war sie von ihrer Familie als arme Kranke akzeptiert worden, als Gesunde, welche die Familie mit ihren dunklen Geheimnissen von Inzest konfrontierte, wurde sie ausgeschlossen.

Die Entscheidung zwischen diesen beiden Möglichkeiten ist nicht leicht, leben in der Wirklichkeit hat auch seinen Preis, sowohl für Patienten als auch für Therapeuten, im Grunde für jeden.

Wenn man, zum Beispiel bei Wikipedia, nachschaut, wie sich die Psychiatrie definiert, findet man Folgendes: «Wilhelm Giesinger hatte Mitte des 19. Jahrhunderts mit der These, seelische Erkrankungen seien Erkrankungen des Gehirns, die wichtigste Grundlage der modernen Psychiatrie formuliert.» Die wichtigste Unterscheidung zwischen gewöhnlicher und Alternativer Psychiatrie liegt in dem unterschiedlichen Menschen- bzw. Krankheitsverständnis. Wir sehen physiologische Veränderungen im Gehirn als Symptom der Krankheit, nicht als Ursache. Psychische Veränderungen wirken sich immer auch auf den Hormonhaushalt und die Physiologie des Organismus auf. Wir betrachten psychisch eingeschränkte Menschen nicht wie eine Sache, in der auf der materiellen Ebene etwas «kaputt» ist, sondern als in ihrer Entwicklung gestörte Wesen mit ihrer ganz eigenen Geschichte und ihrem Potential. Für uns ist die Unterscheidung zwischen psychologischen und sogenannten endogenen Störungen lediglich ein Unterschied in der Schwere und Intensität der Störung. Wir sind überzeugt, dass auch die psychiatrischen Störungen zwar komplexe und schwere, jedoch gleichwohl biografische, persönliche und gesellschaftliche Ursachen haben und somit auch einer Heilung mit Psychotherapie zugänglich sind.

Aus dem unterschiedlichen Verständnis ergeben sich natürlich unterschiedliche Therapieansätze. Während die moderne Psychiatrie, die heute weitgehend eine «biologische Psychiatrie» ist, sich also immer mehr von humanistischen Ansätzen entfernt in Richtung einer rein medizinischen, mechanistischen Behandlung, mit Hilfe von verschiedenen Methoden wie starken, ruhigstellenden Medikamenten, Einsperren und Ähnlichem in Richtung von Kontrolle und Anpassung zu wirken versucht, arbeitet die Alternative Psychiatrie in eine völlig andere Richtung. Sie möchte wecken und unterstützt solche Bestrebungen in den Patienten, auch wenn diese für die Gesellschaft unbequem sein mögen.

Ein Zitat aus dem neuen Buch «Echte Psychotherapie»[2], denn Alternative Psychiatrie ist eigentlich ein Teil von Echter Psychotherapie: «Der Echte Therapeut stellt sich auf die Seite seines Klienten. Die Folgen nimmt er als natürliche Konsequenz in Kauf. (...) Genauso ist Echte Psychotherapie entstanden, durch diese Auseinandersetzung. Bereits bei der Tätigkeit in der Psychiatrischen Klinik verursachte dies für den Therapeuten erste Schwierigkeiten. Dass er sich vom Bedürfnis des Patienten führen liess, die Frage stellte, was dieser wirklich brauche, machte ihn zum Anti-Psychiater und liess ihn, als er später ambulant auch in der eigenen Praxis tätig war, Psycholyse und Tantra als Hilfsmit-

---

[2] Samuel Widmer & Kollegschaft. Echte Psychotherapie. Eine Psychotherapie für eine neue Zeit. Ein Lehrbuch. Anleitung zur Selbsterkenntnis als therapeutischer Prozess. Basic Editions Verlag.

tel zu dessen Unterstützung entdecken. Dass er damit immer mehr in die Rolle des selbst Gemobbten gedrängt wurde, liess ihn schliesslich Echte Psychotherapie von normaler Psychotherapie abgrenzen. Obwohl es ursprünglich nicht seine Absicht war, eine neue Schule den vielen bereits bestehenden hinzuzufügen, wurde er durch diese äussere Situation dazu gezwungen. Der Echte Psychotherapeut tritt an, nicht nur den Patienten, sondern alles, was krank ist, zu diagnostizieren, und sofern es dazu bereit ist, auch zu heilen, auch die Gesellschaft insgesamt, die an der emotionalen Pest erkrankt ist.»

Die Bewegung der Antipsychiatrie der 60er und 70er Jahre war in vielen Fällen eine Alternative Psychiatrie, wie wir sie uns heute wünschen würden. Damals sind viele Projekte entstanden, zum Beispiel alternative Kliniken. Manche existieren heute noch, doch ist die Frage, ob derselbe Geist auch heute noch dort anwesend ist.

Als wir Referenten für diesen Vortrag suchten, haben wir viele angeschrieben. Die meisten, die jüngeren unter ihnen, die heute solche Institutionen oder Projekte leiten, haben uns noch nicht einmal geantwortet. Wir sind ihnen offenbar zu alternativ, zu sehr Aussenseiter. Ein paar sehr freundliche Antworten haben wir bekommen, von echten Antipsychiatern, die jedoch alle schon über neunzig Jahre alt sind und altersbedingt nicht mehr kommen konnten. So liegt der Schluss nahe, dass die Alternative Psychiatrie heute ausgestorben ist beziehungsweise sich so weit an die etablierten Strukturen angepasst hat, dass sie ihren ursprünglichen, radikalen und freiheitlichen Geist verloren hat.

Die Alternative Psychiatrie oder Echte Psychotherapie ist nicht gegen Medikamente, Diagnosen oder Kliniken. Sie ist offen für alles, was hilfreich erscheint, und schaut alle Möglichkeiten sehr differenziert an. Ein Mensch, der weit gegangen ist in der eigenen Selbsterkenntnis, tief in sich gründet, sieht, wenn er einem anderen zuschaut, dass auch dieser die Möglichkeit hätte, wieder zurückzugehen an den Punkt, an dem er sich verloren hat, sich den Gefühlen, die dort warten, zu stellen und heil zu werden. Gleichzeitig sieht man auch die Beschränkung in vielen die mangelnde Intelligenz oder die so massive Abwehr, so dass die Wahrnehmung blockiert ist. Dann akzeptiert man es, wie es ist, und geht damit um, tut, was hilfreich erscheint, um denjenigen zu unterstützen, mit dem, was ist, zu leben.

Der Unterschied zur gewöhnlichen Psychiatrie liegt vor allem in der Haltung, die niemals gegen etwas ist, sondern offen für alles, sich jedoch von Intelligenz, Liebe und gesundem Menschenverstand leiten lässt anstatt von Richtlinien, welche aus Angst und Kontrollbedürfnis entsprungen sind. Dies ist meine persönliche Erfahrung mit der modernen Psychiatrie, dass nicht miteinander gesprochen wird, nicht intelligent nachgedacht wird, sondern nur auf Einheitlichkeit des Denkens und Handelns gepocht wird in einem Ausmass, dass sich Parallelen zu totalitären Systemen aufdrängen.

Und es entwickelt sich immer mehr in diese Richtung. In diesem Jahr sind in Deutschland und in der Schweiz Gesetze in Kraft getreten, welche die Zwangsbehandlung psychisch kranker Menschen auf ärztliche Anordnung wieder möglich machen.

Dazu nochmal ein Zitat aus dem Buch «Echte Psychotherapie»: «Charles Eisenstein spricht von der Medikalisierung des Lebens, von der Umwandlung aller Menschen in ausbeutbare Patienten und vergleicht die Situation mit der sowjetischen Praxis des letzten Jahrhunderts, Dissidenten in Nervenkliniken zu sperren, da jemand, der die sozialistische Utopie ablehnte, schliesslich verrückt sein musste. Er schreibt: *Heute werden wir Zeugen eines ähnlichen Phänomens von wesentlich grösse-*

rem Ausmass. Den Abermillionen Menschen, die mit unserem modernen technologischen Paradies, dieser Welt unter Kontrolle, unglücklich sind, werden irgendwelche psychiatrischen Störungen angedichtet und bewusstseinsverändernde Medikamente verabreicht. Dasselbe widerfährt Kindern, die der Brechung ihres Geistes widerstehen: Bei ihnen wird ‹oppositionelles Trotzverhalten› oder ‹Aufmerksamkeitsdefizitsyndrom› diagnostiziert. Ich sehe diese ‹Störungen› als Zeichen von Gesundheit, nicht von Krankheit. Ein gesundes Kind mit starkem Willen wird sich der geistlosen Routine, der sinnlosen Arbeit und dem stundenlangen Eingesperrtsein im Klassenzimmer widersetzen; es wird sich bei jeder Gelegenheit Augenblicke des Spiels stehlen. Ich glaube, dass Depression auch bei Erwachsenen ein Zeichen von Gesundheit sein kann. Wenn wir von unseren kreativen Zielen in ein nicht sonderlich lebenswertes Leben abgedrängt werden, rebelliert die Seele, indem sie sich von jenem Leben zurückzieht. Dies ist lähmende Depression. (...) Der Grund, warum konventionelle Psychiatrie – ob pharmazeutische oder psychoanalytische – der überwiegenden Mehrheit ihrer Patienten nicht helfen kann, ist der, dass sie die Falschheit der Welt, in der wir leben, nicht anerkennen will und kann. Die Psychiater haben sich dieser Welt zusammen mit uns allen verschrieben. Die Psychiatrie handelt aufgrund der Annahme, dass wir zufrieden sein sollten. Dieselbe Annahme der Richtigkeit – oder wenigstens Unveränderlichkeit – der uns gegebenen Welt liegt dem Bestreben zugrunde, ‹den Stress zu bewältigen›. Dass das Leben aus seiner Natur heraus voller Stress ist, wird nicht infrage gestellt. Die psychiatrische Behandlung ist bekannt für die Unfähigkeit, schweren mentalen Störungen zu begegnen, wie auch die Psychiater und andere voll in die Kultur eingebundene Elitemitglieder der Gesellschaft naturgemäss unfähig sind, deren kulturelle Annahmen infrage zu stellen, in die sie so tief verstrickt sind. Ihre Verstrickung macht sie deshalb blind dafür, dass die Reaktion eines Patienten auf eine Welt, in der einiges schiefläuft, grundsätzlich richtig und elementar gesund sein könnte. In Wirklichkeit verschlimmert die konventionelle Behandlung (besonders die pharmazeutische Behandlung) die Krankheit, indem sie diese bestärkt: ‹Ja, das von der Gesellschaft gebotene Leben ist schön; du bist der, der ein Problem hat.› Ich bin Zeuge dramatischer Heilerfolge gewesen, lediglich indem ich jemandem bestätigte: ‹Du hast Recht, so sollte das Leben nicht sein› – eine Erkenntnis, die Wandel ermöglicht. Es ist nicht so, dass Psychiatrie Wandlungsbedarf insgesamt ignoriert; sie ist normalerweise nur unfähig, den Wandel weit genug zu treiben. Im Grunde sagt sie uns, dass wir uns an die Welt anpassen sollen. Sie versucht, uns wieder zu normalen, funktionierenden Mitgliedern der Gesellschaft zu machen. (...) Teenager in ihrem Idealismus und ihrem Trotz, Depressive in ihrer Zurückweisung des ihnen gebotenen Lebens, Ängstliche mit ihrem Gefühl, dass etwas nicht in Ordnung ist (...), alle sind sie bei gesundem Verstand. Jede Psychiatrie, die das nicht anerkennt, ist von Anfang an verloren. Sie sagt uns, das Problem ist nicht die Welt, sondern wir sind es. Sie stimmt lediglich in den Refrain ein, der uns erzählt: ‹Alles ist gut, alles ist normal – wer bist du, dass du anders darüber denkst?› (...) Wir leben heute nicht nur in einer betrügerischen, lebensfeindlichen Gesellschaft, in die niemand hineinpasst; die Inkompatibilität dieser Gesellschaft mit menschlicher Erfüllung steigert sich auch noch mit jedem weiteren Jahr. Gleichzeitig müssen wachsende Bevölkerungsgruppen medikamentös behandelt werden. Wir haben dies im Zusammenhang mit der vermehrten Allgegenwart der Serotonin-Wiederaufnahmehemmer und ähnlicher Drogen quer über alle Altersgruppen festgestellt.»

Im Spannungsfeld von gesellschaftlichem Druck auf der einen Seite und den persönlichen, inneren Widerständen, Ängsten und der typisch menschlichen Bequemlichkeit auf der anderen, scheint es hoffnungslos, das ein Heraustreten aus dem Gefängnis der Anpassung und Konditionierung und ein Erwachen in die Freiheit und Verantwortung für die Menschheit möglich sein könnte. Und doch gibt es wohl keinen anderen Weg aus unserer heutigen Misere. Dies betrifft natürlich nicht nur die Psychiatrie und ihre Patienten, sondern jeden einzelnen von uns!

Liebe in der Psychiatrie – Ein persönlicher Bericht

Kasia Weidenbach

«Es gibt etwas, wonach ich immer gesucht habe. Ich habe nach wirklichen Begegnungen gesucht. Zwischen Menschen. Sie sind sehr selten. Und sehr kurz. Oft bemerken wir nicht einmal, dass sie gerade stattfinden.» (Peter Hoeg)

Dies ist kein Vortrag, sondern ein ganz persönlicher Bericht und damit eine Rückbesinnung auf das ursprüngliche Anliegen unserer Kongresse, dass jede Expertin auch eine Patientin ist und umgekehrt. Ich möchte mit meiner Geschichte zeigen, wo der Ursprung liegen könnte von Liebe in der Psychiatrie oder auch dem Fehlen von Liebe und damit einen Boden schaffen, auf dem wir verschiedene Methoden, Visionen oder Ideen besser verstehen können. Ich erhebe damit keinen Anspruch auf Allgemeingültigkeit, hoffe aber dennoch, dass meine Zuhörerinnen allgemeingültige Wahrheiten darin finden werden.

Die Psychiatrie ist ein Zweig der Humanmedizin, daher möchte ich zum Thema Liebe in der Psychiatrie mit der Frage nach der Liebe in der Medizin beginnen, was natürlich im Grunde sowieso nichts anderes ist als die Frage nach der Liebe unter den Menschen.

Medizin zu studieren war meine Berufung, gegen die ich mich einige Jahre vehement gewehrt habe. Menschen, die mich kannten, sahen für mich diesen Weg, doch ich stritt es in der Jugend zunächst ab und wollte nichts damit zu tun haben. Zu unmenschlich, als abgetrennte Wissenschaft, die nur auf das Materielle schaut und die Seele der Dinge ignoriert, erschien mir diese Arbeit. Als sich das Medizinstudium schliesslich doch immer stärker aufdrängte und unumgänglich wurde, war für mich klar: Also gut, ich mache es, aber dann mache ich es anders; ich werde versuchen, etwas zu bewirken.

In der Ausbildung bemerkte ich, dass man immer auf zwei verschiedenen Ebenen unterrichtet wird. Einerseits wurde uns Wissen vermittelt und gleichzeitig wurden wir sozusagen erzogen. Es wurden uns gewisse Werte, Ansichten und Verhaltensweisen beigebracht. Diese «Zwischentöne» studierte ich mindestens so aufmerksam wie Anatomie, Physiologie oder Pharmakologie. Eine wichtige Botschaft war: «Zeige nie deine Unsicherheit!» Und dann auch: »Es gibt keine Gnade, wer nicht klar kommt, geht unter.» In den Prüfungen wird zwar sehr viel Wissen, in erster Linie aber Nervenstärke geprüft. Man kommt an die Grenze des Erträglichen und darüber hinaus und macht einfach weiter. Und dann noch dies: Ich erinnere mich gut an einen heissen Sommernachmittag. Wir hatten Praktikum in der gynäkologischen Klinik bei einer sympathischen und sehr müden, jungen Ärztin. Wir redeten über Patientinnen, stellten Fragen und kamen auf das Thema Sterben zu sprechen.

Sie erzählte uns, dass es etwas vom Schlimmsten ist, wenn junge Frauen, manche mit kleinen Kindern, einige noch dazu mit schwierigen familiären Verhältnissen, in Scheidung lebend, plötzlich eine Krebsdiagnose bekommen. Wie man es ihnen dann sagen, ihre Verzweiflung sehen und zuschauen muss, wie sie innerhalb weniger Wochen oder Monate immer kränker werden und sterben, ihre Kinder allein zurücklassen. Und sie erzählte uns, dass es dann ganz normal sei, dass man das Zimmer, in der diese Frau liegt, immer seltener betritt, dass man vermeidet, sie sehen, ihr begegnen zu müssen, weil das sonst unaushaltbar sei.

Ich war erschüttert, betroffen und konnte es nicht glauben, nicht verstehen.

Wie kann man einen Menschen in einer solchen Situation auch noch alleinlassen?

Solche Beispiele gab es viele und die Botschaft war immer gleich: Grenze dich ab. Lass das, was du erlebst, nicht zu nah an dich heran, sonst gehst du daran kaputt. Und alle waren sich darin einig, auch meine Mitstudenten waren davon überzeugt.

Ich konnte das nicht verurteilen. Es ist schon eine geballte Ladung und Masse an menschlichem Elend, mit dem man da konfrontiert wird, und das ist erstmal eine Überforderung. Solche Schicksale, wie die Ärztin beschrieben hat, nicht nur einmal, sondern tagtäglich und immer und immer wieder mitzuerleben, ist nicht leicht. Doch ich war trotzdem anderer Meinung. Ich war überzeugt, dass es einen anderen, einen besseren Weg gibt. Warum ich mir da so sicher war, obwohl ich sonst nicht gerade mit einem grossen Selbstbewusstsein ausgestattet war, kann ich nicht sagen. Es war einfach ein Gefühl, tief in mir drin.

Wieder Praktikum, diesmal vier Wochen Mitarbeit in einer gynäkologischen Klinik. Dort liegt eine junge Frau, sie ist schwanger, es gibt Komplikationen und sie hat vorzeitige Wehen. Man weiss nicht, ob das Kind im Bauch Schaden genommen hat. Schliesslich wird entschieden, die Wehenhemmer abzusetzen und das Kind aufzugeben. Nun bekommt sie Wehenmittel, damit die frühzeitige Geburt losgeht, und sie hat heftige Schmerzen. Sie bekommt starke Schmerzmittel. Die Ärztin erklärt mir, dass die Schmerzmittel in dieser Dosierung dem Kind schaden können, dass man sie deshalb bei einer normalen Geburt nicht einsetzen würde, aber dass es in diesem Fall in Kauf genommen wird, weil es für die Mutter schon schlimm genug ist, ein Kind zu verlieren. Da muss sie nicht noch Schmerzen haben. Es wäre ohnehin besser, wenn das Kind bei der Geburt schon tot sei, da es sowieso nicht lebensfähig wäre und das Ganze noch schlimmer ist, wenn das Kind bei der Geburt noch lebe.

Ich hatte diese Patientin sehr gern. Ich blieb die ganze Zeit bei ihr, hielt ihre Hand, bis ihr Mann kam, war dabei und schaute zu. Als sie merkte, dass das Baby gleich geboren werden würde, sagte sie zur Ärztin: »Ich will es aber nicht sehen!« Und die Ärztin sagte: »Natürlich, das müssen sie auch nicht.« Und das Kind, kaum auf der Welt, wurde der Krankenschwester übergeben mit der Anweisung, es so schnell wie möglich wegzubringen.

Aufgewühlt lief ich später den Gang entlang und fragte mich, wo dieses Baby wohl nun war, suchte überall, bis ich es schliesslich fand. Es lag in einer Abstellkammer auf der Ablage, in einer Metallschüssel, etwa 15 cm gross, noch in der Fruchtblase, ein richtiges, kleines Baby, und es war noch ganz warm, strahlte Wärme aus. Ich sah es mir genau an und fragte mich, warum niemand dieses Wesen lieben oder auch nur ansehen wollte. Es war ein inniger Moment in dieser Abstellkammer, ich allein mit diesem Baby, welches gerade am Sterben war.

Ich schaffte es danach kaum nach Hause, weinte die ganze Nacht, konnte nicht schlafen und mich nicht beruhigen. Am Morgen, nach kurzem, erschöpftem Schlaf, schleppte ich mich wieder in die Klinik. Die Ärztin und die Hebamme, die am Vortag dabei gewesen waren, schauten mich mitleidig an und sagten zueinander, das wäre mir wohl zu nah gegangen. Was sie wohl nicht verstanden, war, dass ich in der Tiefe irgendwo trotzdem glücklich war. Verzweifelt, einsam, traurig, aber trotzdem froh. Froh über den Moment der Liebe in der Abstellkammer, froh, fühlen zu können, und froh, einen eigenen Weg gefunden zu haben, mit allem umzugehen. Denn natürlich hat mich dieses Erlebnis nicht kaputtgemacht. Es hat mich stärker, durchlässiger und liebender gemacht. Und als ich das nächste Mal eine ähnliche Situation erlebte, fühlte ich genauso stark mit, es haute mich aber nicht mehr so um.

Ist es das nicht wert, eine Nacht zu weinen und verzweifelt zu sein, und dafür sein Leben lang mit Mitgefühl und Offenheit zu arbeiten?

Ein paar Jahre später, im praktischen Jahr, fast schon fertig mit der Ausbildung, beim Abschlussabend, ein Gespräch mit einem Oberarzt. Ein ganz netter ist er, irgendwie weicher als andere. Und er sagt zu mir (wie oft habe ich das mittlerweile gehört!). dass man die Patienten nicht so an sich heranlassen darf, weil man sonst kaputtgeht. Er erzählt mir, dass er einmal einen Patienten richtig gern gehabt hätte. Als dieser gestorben sei, habe er ein bisschen weinen müssen und deshalb gemerkt, dass er das nicht mehr zulassen dürfe.

Ich war mal wieder fassungslos. Lieber ein Leben lang nichts mehr an sich heranlassen, als ab und zu ein bisschen weinen?

Nun könnte man den voreiligen Schluss ziehen, wie ich auch in meiner Jugend, dass die Ärzte die Bösen sind. Weil sie abgehoben sind, so reden, dass man sie nicht versteht, und kein Mitgefühl haben. Dem ist aber nicht so. Auch Ärzte sind ein Teil der Gesellschaft und sie erfüllen genau den Auftrag, den sie von uns allen bekommen. Sie übernehmen auch einen Job, den viele nicht haben wollen. Und es stellt sich noch eine andere Frage: Was ist es denn, was uns wirklich kaputtmacht?

Eine Klinik ist ein komplexes System innerhalb eines komplexen Gesellschaftssystems und viele Kräfte wirken aufeinander ein. Die Vorstellungen und Wünsche der Ärzteschaft, der Pflege, der vielen weiteren Mitarbeiterinnen der Klinik, der Patientinnen und deren Angehörigen und darüber hinaus der ganzen Gesellschaft wirken hier zusammmen. Früher war der Chefarzt der Herrscher über die Klinik, der sogenannte «Halbgott in Weiss». Er erteilte dem Arzt Anweisungen und dieser wiederum der Krankenschwester. Das System war klar, autoritär und streng hierarchisch. Heute ist das anders. Die Macht ist verteilt zwischen Ärzteschaft, Pflege und anderen Bereichen, was zu mehr Gleichwertigkeit, häufig aber auch zu mehr Machtkämpfen führt. Vor allem ist heute die sogenannte «Verwaltung» allem übergeordnet, ein Managerteam, welches die Aufgabe hat, das Krankenhaus in ein betriebswirtschaftlich rentables Unternehmen zu verwandeln.

Die Verwaltung, von Luc Ciompi, dem Begründer der alternativen, psychiatrischen Klinik «Soteria» als «Manager-Pest» bezeichnet, und der von ihr ausgehende, alles dominierende, ständige Druck, Geld zu sparen und immer grösserer Kontrolle und der Pflicht, alles zu dokumentieren, ist heute ein sehr bestimmender Faktor in einer Klinik. Die Stimmung ist bestimmt von Druck, der vor allem auf die jungen Ärztinnen und Ärzte einwirkt. Sie haben letztlich die Verantwortung für die Patientinnen. Es geht vor allem um eines: den Kampf gegen den Tod. Das heisst, du als junge Assistenzärztin bist persönlich dafür verantwortlich dass niemand stirbt bzw. wenn jemand stirbt. Dies ist ein fast überwältigender Stress und nicht jeder hat das Glück wie ich, eine ältere, herzliche Kollegin zu haben, die mir, als ich voller Angst meinem ersten Nachtdienst entgegensah, auf die Schulter klopfte und sagte: «Wovor hast du Angst? Eins kann ich dir sagen: Wenn jemand sterben soll, kannst du sowieso nichts dagegen tun. Also mach dir keine Sorgen!»

Die jungen Mediziner sind fast immer in Panik, wenn sie ihre erste Stelle antreten, vor allem vor den Nachtdiensten, in denen man allein oder fast allein für alle Notfälle verantwortlich ist. Psychisch nicht vorbereitet und völlig überfordert, liegt bei manchen der Griff zum Alkohol oder in den Medikamentenschrank nah, um sich mit Valium und Ähnlichem über die Runden zu helfen. Was für eine Diskrepanz zwischen der Erwartung, als Ärztin im weissen Kittel alles im Griff zu haben, und der Realität!

Am Morgen nach einem solchen Dienst muss man dann antreten und berichten. Wehe, du hast keine sehr gute Rechtfertigung dafür, wenn jemand in dieser Nacht gestorben ist! Meine Kolleginnen schärften mir zu Beginn ein: «Das musst du einfach überstehen, du darfst nur auf keinen Fall weinen!» Wieder ein Rat, den ich in den Wind schlug. Warum sollte ich nicht weinen, wenn mir die Tränen kamen vor dem Chefarzt, weil ich nun mal überfordert und manchmal verzweifelt war!

Die Angst vor dem Tod bestimmt also alles. Mittlerweile haben es alle mitbekommen. In der Covid-Pandemie, die immer noch weitgehend die Nachrichten beherrscht, ist genau diese Stimmung, die wir Mediziner aus den Kliniken kennen, in die ganze Welt übergeschwappt. Es ist die Stimmung der Welt und allmählich wird es uns allen bewusst. Es gibt dieses Buch, «House of God». Praktisch jeder Mediziner kennt es, kein Nicht-Mediziner kann etwas damit anfangen. Es beschreibt so lebensecht, dass sich junge Ärzte darin gesehen und verstanden fühlen, wie es ist, in diesen Beruf einzusteigen. Dort sagt einer der Chefärzte den jungen Medizinern, die frisch von der Universität kommen und ihre erste Stelle, das einjährige «Internship» antreten, in seiner Begrüssungsrede: «Einer von ihnen wird am Ende dieses Jahres nicht mehr hier sein. Es ist eine harte Prüfung.»

Ein gutes halbes Jahr später begegnet der Held, Roy, einem seiner jungen Kollegen im Gang des Krankenhauses und ein paar Minuten später wird ihm klar, was geschehen wird. Er rennt die Treppen hoch in den achten Stock, hofft, dass er sich geirrt hat, doch er hat sich nicht geirrt: Sein Kollege hatte das Fenster geöffnet und sich hinausgestürzt. Ein paar Monate später stellt Roy fest: «Seit Potts Selbstmord waren wir alle wie Zombies herumgelaufen, betäubt, gefühllos, zu erschrocken, um zu weinen. Alle versuchten wir verzweifelt, uns selbst zu retten. Wir wussten, dass es jeder von uns hätte sein können. Dieses Arzt-Werden und Arzt-Sein war tödlich. Um überleben zu können, hatten wir Ärzte Hoffnung und Furcht verleugnet ... und waren zu Maschinen geworden. (...) Diese ganze Ausbildung macht die Menschen kaputt.» Der junge Potts hatte sich umgebracht, weil er nicht damit klargekommen war, dass einer seiner Patienten gestorben ist und das ganze System ihm die Schuld daran gab. Er hatte nämlich, weil er Angst hatte, einen Fehler zu machen, ein Medikament nicht gegeben, welches dem Patienten vielleicht geholfen hätte. Ihm wurde eine Macht über Tod und Leben eingeredet und zugesprochen, welche er in Wirklichkeit gar nicht hatte. Und was ist mit der Ohnmacht?

Die jungen Medizinerinnen fühlen sich nach ihrer Ausbildung also als «Überlebende», was eigentlich bedeutet, dass sie schwer traumatisiert sind. Ich will damit nicht sagen, dass es traumatisierend sein muss, viel zu lernen oder leidende, sterbende und tote Menschen zu erleben. Das muss man als Ärztin und das gehört dazu. Traumatisierend daran ist, dass kein Platz ist für Erschütterung, Trauer, für echte Gefühle und für die Ohnmacht.

Was uns also wirklich zerstört, ist offensichtlich das Gegenteil von dem, was uns erzählt wird. Das Stumpfwerden und nicht mehr zu fühlen, macht uns kaputt. Doch in so einer Umgebung offen und mitfühlend zu bleiben, ist nicht leicht und braucht Mut. Wenn ich mit Mitgefühl arbeiten will, muss ich bereit sein, auch den Platz der Patienten einzunehmen, das heisst, mir bewusst darüber sein, dass auch ich in dieser Lage sein könnte, dass auch ich betroffen bin von Krankheit und Leid, dass auch ich diese Hilflosigkeit und Einsamkeit erleben könnte, ja, die ganze Zeit erlebe. Und vor allem braucht es dann eine intensive, persönliche Auseinandersetzung mit dem Tod. Denn wo der Tod keinen Platz hat, gibt es auch keine Liebe.

Nach dem Studium trat ich meine erste Stelle als Ärztin in der Inneren Medizin an. Ich hatte mehrere Angebote, doch als ich in diesem kleinen, ländlichen Krankenhaus dem Chef der Inneren Medizin gegenübersass und, während er in mein Dossier schaute, seinen Glatzkopf betrachtete, spürte ich, dass ich diesen Menschen gernhaben konnte. Für diese Stelle entschied ich mich also. Und dieser Chef war nicht einfach. Er war ein Typ der alten Schule, ein Choleriker, ein Herumbrüller. Aber ich hatte ihn irgendwie einfach gern und hielt mich auch in den schwärzesten Stunden daran fest. Mit der Zeit schien er mich tatsächlich ein wenig zu respektieren und am Ende war es ein bisschen, als wären wir Vater und Tochter. Als ich schliesslich die Klinik verliess, war es traurig, dass wir uns trennen mussten.

Dort in der Inneren Medizin lernte ich also mein Handwerk als Ärztin. Man trägt schnell sehr viel Verantwortung, ist oft allein mit Entscheidungen, bei denen es um Leben und Tod geht. Bei aller Überforderung, die das mit sich bringt, ist es auch aufregend. Endlich habe ich die Möglichkeit, selbst Entscheidungen zu treffen. Ich bin entschlossen, alles zu lernen, was ich muss, und dabei im zwischenmenschlichen Bereich meinen eigenen Weg zu gehen, notfalls sogar gegen Anweisungen vom Chef zu verstossen, wenn es zum Beispiel um den Einsatz von Beruhigungsmitteln geht oder darum, ob man zu den Patienten ehrlich sein darf. Ich will ein Gegenüber sein für die Menschen, ihnen in die Augen schauen in jeder Situation. Ich will sie dabei unterstützen, alles bewusst zu erleben und sich ihrer Krankheit und auch dem Tod zu stellen.

Der Tod ist in der Inneren Medizin allgegenwärtig. Eindrucksvoll ist, wie die Menschen sich ähnlich werden angesichts von Krankheit und dem Ende des Lebens und wie viele von ihnen verzweifelt festhalten an ihrem Dünkel, ihrem vermeintlichen, gesellschaftlichen Status, ihrer eigenen Wichtigkeit. Wie jedes Sterben einzigartig ist und der Tod am Ende doch bei allen gleich. Eines kann man jedenfalls beobachten: Je näher ein Mensch dem Tod kommt, desto mehr ist Beziehung möglich, zumindest bis sie das Bewusstsein verlieren. Und Beziehung war das, was ich immer suchte, wonach ich immer Ausschau hielt, bei jeder Visite und jeder Begegnung.

An eine Frau erinnere ich mich besonders, obwohl ich nur eine kurze Begegnung mit ihr hatte. Eine ältere Frau, gezeichnet von langjähriger Krankheit, verbittert über ihr Schicksal. Sie hatte viel Pech gehabt, einiges war in ihren Behandlungen schiefgegangen, nun war ihr ganzer Körper vernarbt und sie litt unter starken Schmerzen. Ich hatte die Aufgabe, sie aufzunehmen und zu untersuchen. Sie war steif und reserviert, in vorwurfsvoller Stimmung berichtete sie mir von ihrer Krankengeschichte. Als sie sich auszog, damit ich sie untersuchen konnte, sah ich, wovon sie erzählt hatte. Ihr ganzer Körper, vor allem ihr Bauch, war voller Narben, keine normale Haut mehr, alles verzogen und steif. Ich war erschüttert und musste einen Moment innehalten. Ganz unprofessionell musste ich leer schlucken, schaute sie an und sagte leise: «Hat man bloss mit Ihnen gemacht?» Sie verlor völlig die Fassung, schluchzte auf und schaute mich an dabei. Für einen Moment zeigte sich ihr Wesen, bevor sie sich wieder fing. Ganz still führten wir die Aufnahmeprozedur zu Ende. Ich weiss nicht mehr, was aus ihr geworden ist.

Ich suchte also, abgesehen von der täglichen Arbeit, eher die Nähe der schwer kranken und Sterbenden. Beim Tod dabei zu sein, war immer eine besondere Ehre für mich, zumindest, wenn er friedlich ablief. Diejenigen, die bei Bewusstsein waren, hatten alle Panik und dann war es ein schwerer Kampf. Meistens waren die Menschen allein, manchmal ahnte ich es, manchmal sagte mir eine Krankenschwester Bescheid. Ich informierte die Angehörigen, damit sie die Möglichkeit hatten, noch zu kommen, ging dann ins Zimmer und sass einfach da, schaute zu, hielt ihnen vielleicht die Hand und war ganz wach und ehrfürchtig. Die Menschen waren bewusstlos und man fühlte sich in Kontakt mit ihrem Wesen, ihrem ganzen Leben und mit dem Grossen und Heiligen. Meistens war ich die Einzige, die dabei war.

Wenn ich zurückschaue auf die anderthalb Jahre dort, erinnere ich mich an ein paar solcher berührender Momente oder Begegnungen – mit Patienten, mit Angehörigen oder auch Mitarbeiterinnen. Offen zu sein für diese seltenen Momente, scheint mir der ganze Sinn der Arbeit zu sein.

Doch es gab auch eine Enttäuschung, nämlich dass es so selten passiert, dass so wenige das überhaupt wollten. In den allermeisten Situationen, das musste ich mir eingestehen, machte es wohl kaum einen Unterschied, wer da in dem weissen Kittel im Einsatz war. Die Menschen schrien nach Schmerz- und Beruhigungsmitteln und kaum jemand schaute mir in die Augen. Ich musste lernen, dass Ehrlichkeit nur dann angebracht ist, wenn jemand das auch will (und das sind wenige) und das eigentlich niemand bei Bewusstsein bleibt im Moment des Todes. Ich musste dafür erwachen, dass *alle* Menschen daran beteiligt sind, dass unsere Welt so beziehungslos ist, nicht nur die Ärzte, sondern genauso auch die Patienten.

Und trotzdem war es schön. Das «Gernhaben» war immer der rote Faden, das Wichtigste. Zum Beispiel dass ich es mit fast allen Miterbeitern gut hatte, vom Chef bis zum Putzmann, war ein tägliches Glück, und immer wieder war ich auch in irgendjemanden verliebt. Doch mit dem Wesentlichen war ich, meistens, allein. So führte mich der Weg in die Psychiatrie. Psychiatrische Patienten schienen für mich die Hölle auf Erden zu verkörpern, zu erleben. Hier, so hoffte ich, konnte ich mich nützlich machen. Hier war der Bedarf und die Möglichkeit für echte Begegnung und Beziehung vielleicht grösser. Voller Elan stürzte ich mich in die Arbeit. Ich nahm mir Zeit für meine Patienten, hörte ihnen zu, redete mit ihnen, überzeugt, dass Psychotherapie funktioniert. Hinter jeder Psychose oder Depression steckt ein Problem, ein Trauma, welches angeschaut und gewürdigt werden muss, damit Heilung geschehen kann. Und ich würde dafür sorgen, dass die Patienten nicht mit Medikamenten vollgestopft werden, die ihre wahren Gefühle unterdrücken, sondern dass sie eine Chance bekommen, wirklich zu fühlen, zu trauern und zu heilen.

Ich fand es faszinierend, mich zu fragen, was für Geschichten wohl hinter den Symptomen der Menschen steckten. Diagnosen und Kategorien interessierten mich wenig und schon gar nicht Fragebögen und Tests, in denen man beweisen wollte, was man in einem offenen Gespräch einfacher und vor allem würdevoller herausfand.

Was hat die Frau aus gutem Hause, die die ganze Zeit lauthals mit unflätigen Ausdrücken über die sexuellen Missbräuche und heimlichen Affären ihrer Verwandten und Bekannten redet, wirklich erlebt? Was drückt sie aus? Was ist die Wahrheit hinter ihrer Psychose und den missmutigen und distanzierten Reaktionen ihrer Familie? Wo kommen die Dämonen, Geister oder Teufel her, die manche sehen und hören? Was hat sich in dem Mann alles angestaut, der sein Leben lang angepasst und unauffällig war und eines Tages, scheinbar aus heiterem Himmel, versucht hat, sich selbst die Kehle durchzuschneiden? Warum ist ein anderer so tieftraurig, dass er gar nichts mehr tun will und nichts mehr fühlt?

Habe ich dort etwas bewirken können? Ich weiss es nicht. Auch in der Psychiatrie erlebte ich eine Ernüchterung. Jedenfalls hat es keine Wunderheilungen gegeben. Keine Psychotikerin hat sich ihrer Geschichte und ihren Gefühlen gestellt und ist dadurch von ihrer Psychose geheilt worden. Wenn überhaupt, dann durch das einfache Da-Sein mit dem Menschen. Manche waren dankbar, dass ihnen jemand zuhörte. Aber die meisten nehmen nicht viel wahr ausser ihrem eigenen, elenden Zustand.

Und was die Medikamente betrifft, so wollte ich zu Beginn am liebsten alle Patienten ohne Medikamente therapieren oder ihnen dabei helfen, diese abzusetzen. So musste ich auch hier lernen, dass viele unter den Nebenwirkungen wie Müdigkeit und Gefühllosigkeit leiden. Wenn man aber die Medikamente reduziert oder absetzt und dann die echten Gefühle wieder spürbar werden, wollen die meisten doch lieber ihre Neuroleptika und Antidepressiva zurück. Wie der Sänger Faber in einem seiner Lieder singt: «Ich hab versucht mich selber zu sein. Ich hab gemerkt, das ist der Horror.»

Obwohl mir die Patientinnen in der Psychiatrie in ihren verzweifelten Versuchen, sich selbst zu sein und die Wahrheit auszudrücken über ihre Gefühle und ihre Erlebnisse in der Familie und in der Welt, näher sind als die meisten Psychiater, sind auch sie ein Teil des Systems und schaffen es selten, aus der Anpassung auszubrechen und ihren Weg, der sie vielleicht in ihre Kraft, aber auch in eine grosse Einsamkeit führen würde, zu Ende zu gehen. Sich der Hölle in sich selbst zu stellen, hinter die Psychose oder Depression zu blicken und die Konsequenzen davon zu tragen, das will dann doch fast niemand. Ich meine, überhaupt, überall, wir alle nicht.

Manchmal fehlte mir die Nähe des Todes. Scheinbar kann nur der Tod die Menschen so beeindrucken, dass sie ihr endloses Ausagieren stoppen und wahr werden. Der Tod ist insofern in der Psychiatrie anwesend, dass man in akuten Fällen Selbstverletzungen oder den Selbstmord eines Patienten oder die Aggression gegen andere verhindern muss – ein harter und schmerzlicher Kampf gegen die Resignation und Todessehnsucht der Menschen, die keine Hoffnung mehr haben. Der Tod ist die letzte Möglichkeit eines Lebens ohne Lösung und ohne Liebe, doch noch in die Einheit zu finden, nach der man sich ein Leben lang sehnt.

«Psychiatrische Patienten wollen die meiste Zeit nur schlafen», hat Samuel einmal in einer Supervisionsstunde gesagt. Es ginge dabei um die Frage: Was, wenn sie aufwachen und losgehen würden auf die Strasse, um die Welt zu verändern – würdest du dann mit ihnen gehen oder sie zurückholen und dafür sorgen, dass sie wieder einschlafen?

Echte Therapie ist immer auch revolutionär, denn sie befasst sich mit den wirklichen Ursachen psychischer Störungen. Ich würde vielleicht nicht so weit gehen zu behaupten, dass die psychisch Kranken die eigentlich Gesunden in einer verrückten und kranken Welt sind, denn wirklich gesund sind sie offensichtlich auch nicht, aber da ist trotzdem etwas Wahres dran. Die Welt ist krank, krank am Fehlen der Liebe, und darin nicht zu funktionieren oder sogar daran zugrunde zu gehen, ist auch eine natürliche Reaktion, weil man spürt, dass etwas nicht stimmt mit unserer Gesellschaft. Oder wie es die indische Schriftstellerin Roy in einem Buch ausdrückt: »Er wusste nicht, ob ihre Ruhelosigkeit, ihre zwanghaften und zunehmend gefährlichen Spaziergänge durch die Stadt auf den Beginn einer Geisteskrankheit oder eine akute gefährliche Art von geistiger Gesundheit verwiesen. Oder war beides ein und dasselbe?«

Wenn ich das als Therapeutin so sehe, versetzt es mich automatisch in die Lage einer Betroffenen. Bin ich also die Freundin und spreche mit Patientinnen wie mit meinesgleichen oder bin ich die Ärztin? Auf welcher Seite stehe ich? Genau das wurde uns, also mir und meinen Freunden, die auch in der Klinik arbeiteten, schliesslich zum Vorwurf gemacht: Wir seien zu «patientenfreundlich». Seltsam, in was für einer Welt leben wir eigentlich, dass einem zu viel Freundlichkeit vorgeworfen wird! Und was ist mit Liebe?

Nach der Zeit in der psychiatrischen Klinik bot mir eine Freundin an, in ihrer Praxis zu arbeiten. Ich werde nie vergessen, wie ich zum ersten Mal dort sass in dem Therapieraum und auf das Klingeln an der Tür wartete, welches meine erste Patientin, eine junge Frau, ankündigen würde. Ich war nervös und fühlte mich vollkommen unvorbereitet. Alles, was ich gelernt zu haben glaubte, war aus meinem Kopf verschwunden. Dann sass ich ihr gegenüber und erkannte, dass das Einzige, was ich wirklich zu bieten hatte, ich selber war. Ich mit meiner Geschichte, meiner Lebens- und Therapieerfahrung, meiner Selbsterkenntnis, meinem Wesen. Mein ganzes Leben hatte mich auf diesen Moment vorbereitet. Natürlich habe ich auch etwas gelernt im Studium und in der Ausbildung: Diagnosen, therapeutische Interventionen, Medikamente ... All dies hat seinen Platz und ist auch wichtig und hilfreich. Aber das Wesentliche, was mich in dem Moment, in dem ich einem Menschen gegenübersitze, trägt, geht weit darüber hinaus. Einer meiner Lieblingssätze in dem Buch «Echte Psychotherapie» ist dieser: «Ein Echter Therapeut (...) ist ein echtes Gegenüber, mit dem man diskutieren, streiten, sich austauschen, weinen und lachen kann.»

In der Therapie, mittlerweile in der eigenen Praxis, gilt das immer noch. Gern haben, sich selbst sein und daraus und aus der Tiefe des Moments schöpfen ist das Wesentliche. Sich jedes Mal aufs Neue dieser Unsicherheit des Nicht-wissens stellen, offen sein und erstmal nur zuhören, vor allem intensiv zuhören. Man kann so wenig tun. Die meisten haben kaum Zugang zu ihren echten Gefühlen und wenn doch, haben sie Angst davor. Aber immerhin: Das Zuhören, Dranbleiben und Gernhaben bewirkt manchmal doch etwas über die Zeit. Die Menschen können sich wieder fangen, haben Einsichten, werden bewusster und zufriedener. Es gibt Klienten, die vorher schon mehrere Therapeuten «verschlissen» haben, und auch ich weiss keinen Rat, doch nach einer Weile geht es ihnen plötzlich besser. Ich weiss aber oft nicht, warum. Ich habe ja gar nichts Besonderes gemacht. Ist das Zufall? Oder war das einfache Da-Sein und Zuhören so wirkungsvoll?

Man muss als Therapeutin immer wieder viel Ohnmacht, Hilflosigkeit, Trostlosigkeit und Hoffnungslosigkeit aushalten und tragen. Man wird demütig dabei. Und geduldig – mit dem ewig langsamen, evolutionären Prozess von uns Menschen. Man muss auch würdigen dass das Leben und die menschliche Psyche letztlich immer ein Rätsel, ein Mysterium bleibt, das man nie ganz verstehen kann. Man muss sich tief und unverbrüchlich einlassen auf diese Beziehungen. Oft wird man lange «getestet» von den Patientinnen, ob man da bleibt, ob man wahr ist, bevor sie sich öffnen. Manchmal «verfolgt» einen eine Geschichte oder ein Mensch bis in die Träume hinein, manchmal knüpft jemand sein Schicksal für eine Weile ganz fest an mich, weil er keinen anderen Halt findet. Ich muss immer weiter auch an meiner eigenen Selbsterkenntnis, Liebesfähigkeit und Durchlässigkeit arbeiten, um mit allem klarzukommen. Manchmal muss man auch streng sein, konfrontieren, Grenzen setzen. Oft muss man auch Kämpfe führen mit Behörden und Versicherungen für die Patientinnen. Und – immer wieder erzählen, vom Potential, welches in ihnen und in uns allen schlummert, von einer anderen Möglichkeit zu leben, von der Liebe. Es gibt diese intensiven Momente, in denen jemand ganz wahr wird, etwas aus seinem Innersten preisgibt. Das sind Momente grosser Nähe und Intimität, in denen man ganz im Augenblick ankommt mit dieser Person. Es liegt ein Leuchten in der Luft. Man wird ganz wach. Nur wir zwei sind da, zwei Menschen, die sich begegnen. Das ist keine körperliche Nähe. Äusserlich ändert sich nichts, man sitzt sich gegenüber, und wenn der Moment vorbei ist, spricht man weiter, am Ende verabschiedet man sich. Aber man ist erfüllt davon, ein Stück wärmer und verbundener. Und immer leuchtet auch das Potential auf, was wir Menschen miteinander haben könnten, leben könnten, auch du und ich.

Wenn ich zurückschaue auf die lange Zeit des Studiums, der Arbeit in Kliniken und in der Praxis, ist mir vor allem dasjenige geblieben, das von Liebe geleitet oder bestimmt war – eben, wie in dem Zitat am Anfang: echte Begegnungen mit Menschen, egal ob mit Patientinnen oder Kolleginnen, Vorgesetzten oder sonst jemandem. Das war das Wesentliche.

2019 gab es am Rande des Weltwirtschaftsforums in Davos ein kleines Podium zum Thema «Ungleichheit in der Welt».

Dort sassen ein paar gute, engagierte Menschen und sie sagten viele intelligente Dinge. Sie sprachen über Steuern für die Reichen, über Arbeit und Menschenwürde und vieles mehr. In der Mitte sass eine alte, weisshaarige Frau, das war Jane Goodall, die Frau, die über Schimpansen geforscht hat. Sie sagte, das Wichtigste sei Weisheit und Liebe und dass sich das Gehirn mit dem Herzen verbindet. Und jedes Mal, wenn die anderen wieder kluge Dinge sagten und aufzählten, was es alles braucht für eine bessere Welt, hob sie die Hand, stimmte zu und erinnerte: «Und Liebe. Es braucht Liebe!»

Überall braucht es vor allem Liebe, nicht nur in der Psychiatrie!

In diesem Sinne möchte ich den ersten Teil meines Berichts schliessen mit der Aussage, dass jede Methode und Idee nur so gut ist wie die Menschen, die sie ausführen. Oder mit den Worten meines Grossvaters, der Arzt und Professor war: «Wenn ich krank wäre und die Wahl hätte zwischen einem Arzt, der der beste Experte auf seinem Gebiet ist, und einem mit Herz, ich würde den mit Herz wählen.»

Und dann noch ganz zum Schluss:

Welche Vision haben wir eigentlich von Liebe in der Psychiatrie? Wie könnte das aussehen?

Vision für eine kirschbaumblütenblätterweisse Klinik

Kürzlich fragte ich die Mutter einer jugendlichen Patientin, was ihre Tochter denn ihrer Meinung nach brauche, damit es ihr besser gehe. Sie antwortete: »Eine andere Welt.»

Das ist für mich die Grundlage einer Vision von einer neuen Psychiatrie, einer Psychiatrie mit Liebe. Das Bewusstsein, dass wir eine neue Welt, eine Welt mit Liebe brauchen, und dass es nicht wirklich gut werden wird, solange das nicht so ist. Alles, was wir jetzt tun, muss schon diese Qualität haben, in diese Richtung zeigen, sonst ist es nur noch mehr vom Gleichen, vom Alten, an dem wir krank geworden sind. Wir brauchen grosse Visionen, damit wir sehen, in welche Richtung auch die ganz kleinen Schritte gehen sollen.

Eine Klinik oder ein Haus der Heilung müsste also, wenigstens ansatzweise, eine andere Welt sein. Dies beginnt für mich mit den Mitarbeitern. Das Team ist ein Kriegertrupp, in dem man Konkurrenz, eigene Wichtigkeit, Autoritätsprobleme und Geiz hinter sich gelassen hat. Man kann sich voll aufeinander verlassen und arbeitet konstruktiv zusammen. Man findet sich immer in der gleichen Sicht, in der Wirklichkeit und wenn dies einmal nicht der Fall ist, ruht man nicht, bis wieder eine gemeinsame Sicht, ein Konsens gefunden ist. Wir sind ehrlich zu uns selbst und zueinander. Aber wir lassen uns auch gegenseitig in Ruhe sein und tun, was man tun muss. Wir lassen uns frei.

Man würdigt die natürliche Autorität eines jeden, welche sich aus der Verantwortung, der Erfahrung und der jeweiligen Situation ergibt, man ist eine «Group of all leaders», in der man unmittelbar spürt, wann man zu führen und wann man zu folgen hat. Demzufolge gibt es auch keine Chefs oder Angestellten, sondern jeder und jede trägt alles mit und ist voll verantwortlich für das Ganze, auch finanziell, mit seinem Geld. Alles gehört allen zusammen und alle schauen, dass es stimmt, dass es immer reicht für das, was es braucht.

Wir sind zwar eine Institution, weil wir ja im System arbeiten wollen, dies ist aber nur die äussere Form und nur so wichtig, wie es notwendig ist. Das Wesentliche bleibt immer unser Zusammenhalt, unsere gemeinsame Ausrichtung, die Liebe.

Das Haus ist grundsätzlich für alle und alles offen, nichts und niemand ist von vornherein ausgeschlossen. Gerade auch die Menschen, die sonst niemand will, können bei uns einen Platz finden. Es gibt Mütter mit Kindern und Gebärende, Sterbende, Psychotiker, Depressive, Menschen mit Erschöpfung und Burnout, Hoffnungslose, Traurige, Verrückte, Verlorene, Traumatisierte, Verwirrte, junge und alte Menschen. Allein schon die Konfrontation und der Kontakt mit anderen, mit verschiedenen Menschen und Schicksalen wirkt heilsam.

Es ist eine Station, kein Wohnhaus, ein Platz für eine gewisse Zeit, obwohl – wer weiss, vielleicht findet der eine oder die andere gerade dort ihren «sozialen Winkel», nachdem sie selbst heil geworden ist, als Hausmütterchen, Hausmeister, Co-Therapeutin oder Gärtner.

Für jeden Fall findet sich die richtige Therapeutin oder Betreuerin. Jeder und jede von uns kann sich mit ihren und seinen Fähigkeiten einbringen. Vor allem aber findet sich für jeden Fall das richtige Vorgehen und da es so reichhaltige, vielfältige Möglichkeiten gibt, auch die richtige Therapie und Beschäftigung. Verlässlichkeit und Verbindlichkeit sind die Grundlage von Beziehung, aber wir arbeiten nicht mit starren Regeln und Verboten, sondern schauen immer wieder neu, was es braucht. Neben der Psychotherapie kann man auch auf dem Feld oder im Garten arbeiten, in verschiedenen Werkstätten, Musik oder Kunst machen, bei der Hausarbeit helfen oder, wenn es einem selber besser geht, bei der Betreuung von Patienten oder in einer der Aussenstationen helfen.

Alle können voneinander lernen.

Wir haben auch mehrere Teams, die zu den Leuten nach Hause gehen, schauen, was es braucht, damit sie in ihrer vertrauten Umgebung bleiben können. Wir bieten Gruppengespräche an für Menschen mit psychischen Problemen und auch für Angehörige dieser Menschen. Und natürlich gibt es auch therapeutische Praxen in der Umgebung, wo wir Therapie machen, wo eine Nachbetreuung möglich ist, damit kein Abbruch der Beziehungen stattfindet. Umgekehrt können die Therapeuten aus ihren Praxen Patientinnen einweisen und dann eng in die Therapie eingebunden sein oder diese sogar selbst weiterführen.

Wir suchen und finden immer wieder das richtige Gleichgewicht zwischen Nähe, Beziehung, Freundschaft (grundsätzlich sind wir alle in dem Haus und den angegliederten Häusern Freunde, auch mit den Patienten) und der notwendigen Abgrenzung, dem Alleinbleiben und Alleinlassen. Zwischen dem Tun, auch einem mutigen, welches neue Wege findet in der Therapie, und der Ohnmacht, dem Stillsein, Nichtstun, welches genauso wichtig ist.

Es gibt auch andere Häuser, Orte, die dazu gehören, manche ganz nah, manche weiter weg, an anderen Orten und in anderen Ländern. Mit diesen sind wir eng verbunden und in einem regen Austausch. Neue Menschen kommen dazu, mit neuen Ideen, andere gehen, weil sie sich woanders gerufen fühlen. In der Nähe entstehen weitere Häuser, Wohngruppen, Wohngemeinschaften, ein Kinderheim, ein Geburtshaus, eine Schule, ein Sterbehospiz, eine Gassenküche und Beratungsstelle für Obdachlose ... Es wächst alles ganz natürlich, den Bedürfnissen entsprechend und weil neue Menschen kommen.

Wir sind die neue Geschichte, aber wir trennen uns nicht ab vom Rest der Welt. Die Welt ist unsere Kriegeraufgabe und wir sind uns darüber im Klaren, dass es keine neue Geschichte geben wird, wenn nicht alle dabei sind. Daher laden wir auch immer wieder ein, zu Vorträgen, Seminaren, Tagen der offenen Tür, zu Gesprächen. Und wir gehen auch selbst hinaus, besuchen andere Häuser, Kliniken, Fortbildungen. Es ist uns wichtig, die Klienten darin zu unterstützen, wieder in die Welt zurückzukehren, dort zurechtzukommen und in ihrer Umgebung, ihren Beziehungen auch daran zu arbeiten, dass um sie herum ein Stück der neuen Geschichte entsteht.

So kann nach und nach die Liebe in der Welt wachsen, sich verbinden und ausbreiten.

Quellen für diesen Vortrag:

Widmer, Samuel, Echte Psychotherapie. Eine Psychotherapie für eine neue Zeit. Ein Lehrbuch. Anleitung zur Selbsterkenntnis als therapeutischer Prozess. Samuel Widmer & Kollegschaft. Basic Editions Verlag, 2013

House of God, Samuel Shem, Knaur, 2007

Faber, Hunger, Brandao, Ich liebe dich, 2021

Arundhati Roy, Das Ministerium des äussersten Glücks, 2017, S. Fischer Verlag

Die antipsychiatrische Bewegung von ihren Anfängen bis jetzt

Eine Annäherung

Anne Lehnerer

Was ist eigentlich genau Antipsychiatrie? Dieser Vortrag beleuchtet die Entstehung und Entwicklung einer Bewegung, die ganz unterschiedliche Strömungen in sich fasst, und die sich keinesfalls auf den Begriff der einen Antipsychiatrie herunterbrechen lässt, sondern vielmehr essentielle Fragen aufwirft: Was brauchen Menschen, um heil zu werden? Was ist unsere Aufgabe und Verantwortung als PsychiaterInnen, als PsychotherapeutInnen? Wie sieht eine alternative Psychiatrie aus und wie radikal muss diese sein? Wenn diese und noch viel mehr Fragen in uns Raum bekommen, führen sie uns vielleicht zu einer Vision von Liebe in der Psychiatrie.

Nachdem uns Kasia so schön die Vision aufgezeigt hat, will ich euch mitnehmen in die andere Richtung: in die Vergangenheit, die Geschichte der Psychiatrie und Antipsychiatrie. Ich finde es auch immer wichtig, zu wissen, wo man her kommt.

Die Geschichte der Psychiatrie und Antipsychiatrie ist sehr geprägt von der Auseinandersetzung um die Frage nach der Entstehung psychischer Erkrankungen und deren Behandlung. Die Seele oder Psyche und deren Störungen unterlag und unterliegt – als nicht sichtbarer Teil unserer irdischen Dualität – vor allem auch einer philosophischen Betrachtung. Unser Umgang mit psychischen Störungen ist ebenso – neben der naturwissenschaftlichen oder philosophischen Annäherung – schon immer Inhalt gesellschaftspolitischer Auseinandersetzungen und findet seinen Ausdruck in psychiatrischen und antipsychiatrischen Konzepten. Deshalb werde ich zu Beginn noch mal kurz auf die Geschichte der Psychiatrie eingehen.

Bereits aus dem Altertum kennen wir die Beschreibung und Behandlung des Wahnsinns, und auch da schon versuchte man, Wesen und Ursache von Geisteskrankheiten zu erklären. Die Erklärungen waren jeweils immer geprägt durch und auch Ausdruck des favorisierten Welt- und Menschenbildes. Zu dieser Zeit wurde der Wahnsinn vor allem als von den Göttern geschickt und als Strafe für individuelle Verfehlungen angesehen. Eine andere Anschauung war die der sogenannten Tragiker des 5. vorchristlichen Jahrhunderts (Euripides, Sophokles), die den Wahnsinn in einem tiefenpsychologischen Vorverständnis als Folge eines unlösbaren psychischen Konfliktes sahen. Die medizinische Schriftensammlung des «Corpus hippocraticum» (4. u. 5. Jhd. v. Chr.), die sogenannten Hippokratischen Schriften, die zwischen dem 6. Jhd. v. Chr. und dem 2. Jhd. n. Chr. entstanden sind, sind dann eine vom wissenschaftlich-rationalen Geist geprägte Textsammlung mit ersten Ansätzen der Humoralpathologie (die sogenannte Vier-Säfte-Lehre des Hippokrates (ca. 460-370 v. Chr.) und erklärt ein Ungleichgewicht zwischen den Körpersäften Blut, Schleim, schwarze und gelbe Galle als Ursache für psychische Störungen. Im Gegensatz zu den Tragikern wurden hier entweder das Gehirn oder das Blut zum Träger der Geisteskrankheiten bestimmt, diese also aus einer überwiegend materialistisch-somatischen Sicht definiert. Auch die griechischen Philosophen, zum Beispiel Platon (427-347 v. Chr.) nahmen Stellung zu seelischen Störungen. Platon nahm eine Präexistenz der Seele an und trennte streng Geist von Körper, wobei der Seele die Priorität zukam. In der Behandlung von Krankheiten betonte er jedoch die Wechselwirkung zwischen beiden. Platonische Gedanken haben bis heute Einfluss auf psychotherapeutische und psychosomatische Vorstellungen. Sein Schüler Aristoteles (384-322 v. Chr.) erwähnte erstmals den Entartungsbegriff in Zusammenhang mit Geisteskrankheiten. Auch im Altertum wurden Betroffene eingesperrt, allerdings erst wenn Behandlungsansätze wie Gespräche, Wickel, Aderlässe oder auch Sport und Theaterbesuche nichts halfen.

Im späteren Mittelalter kehrte man wieder zu der Anschauung zurück, Krankheitssymptome seien eine Strafe Gottes für begangene Sünden oder Ausdruck des Wirkens dämonischer Kräfte. Betroffene wurden als Hexen und Zauberer durch die Inquisition verfolgt und bestraft. Wer nicht getötet wurde, wurde aus den Dorfgemeinschaften ausgeschlossen. Im 17. und 18. Jahrhundert wurden dann Spitäler üblich, die sogenannten Zuchthäuser. Die Insassen wurden angekettet und waren untergebracht zusammen mit Armen, Prostituierten, Landstreichern, Krüppeln und Straftätern und wurden von Wärtern bewacht, Ärzte gab es keine.

Mehr systematische Versorgung von psychisch Kranken durch Ärzte fand ab der Aufklärung im 18. Jahrhundert statt. Verhaltensstörungen wurden als medizinisches Problem gesehen und Krankheitsbilder präzise beschrieben. Als Begründer der klinischen Psychiatrie gilt der Franzose Philippe Pinel (1745-1840), der auch die «Befreiung der Irren von den Ketten» postulierte.

Zu Beginn des 19. Jahrhunderts gab es dann auch die sogenannten Psychiker, denen die sogenannten Somatiker gegenüberstanden. Die Psychiker gingen wiederum davon aus, dass Geisteskrankheiten Erkrankungen der körperlosen Seele waren, Folge von Sünde und die psychische Krankheit, also selbstverschuldet und in der erkrankten Person und ihrer Lebensgeschichte begründet. Die Somatiker vertraten die Auffassung, dass die unsterbliche Seele nicht erkranken könne und psychische Störungen somit Symptome einer organischen Erkrankung seien. Das Leib-Seele-Problem (die Frage nach dem Zusammenhang zwischen körperlichen und geistig-seelischen Vorgängen) stand im Mittelpunkt der Auseinandersetzungen zwischen Psychikern und Somatikern. Während der zweiten Hälfte des 19. Jhd. dann setzte sich eine materialistische und positivistische Betrachtungsweise in der Medizin durch. Die Medizin machte Fortschritte, so z.B. die Entdeckung des Syphiliserregers und damit die Entdeckung einer Ursache psychischer Krankheiten. Die Psychiatrie wurde als wissenschaftliche Disziplin anerkannt, als ihr Begründer gilt der Somatiker Wilhelm Griesinger (1817-1886).

Mit der Industrialisierung kam es zu enormen gesellschaftlichen Veränderungen, die auch zur Einrichtung von Grossanstalten mit über 3'000 Plätzen führten. Erstmals in der Geschichte der Menschheit wurde die Vollbeschäftigung eingeführt, alle Menschen sollten voll beschäftigt werden. Damit auch wirklich jeder arbeiten konnte, mussten die Menschen, die zu Hause aufgrund von Alter, Krankheit oder Behinderung betreut werden mussten, irgendwo untergebracht werden. Das Prinzip der Isolierung wurde etabliert, die Trennung der Kranken von ihrer Familie und ihrem Umfeld. Auch kam es insgesamt durch die grossen gesellschaftlichen Veränderungen zunehmend zu psychischen Störungen. Da heraus entstanden die grossen Kliniken, Institutionen und Anstalten, spezialisiert nach Behinderungsart, damit alle arbeitsfähigen Menschen auch arbeiten gehen konnten. So entstanden in den Institutionen auch die modernen helfenden Berufe und dadurch die Institutionalisierung des Helfens im Grossen und Ganzen.

Nachhaltig beeinflusst wurden Griesinger und seine Kollegen durch die Ideen der Entartungstheoretiker, also der Degenerations- oder Entartungslehre. Zwischen den 1850er und 1950er Jahren hatte die Vorstellung von einer Entartung oder Degeneration einen grossen Einfluss auf Wissenschaft, Kunst und Politik. Durch die Industrialisierung nahm Alkoholismus zu, ein genereller Niedergang der Sitten wurde festgestellt wie die Folgen der Syphilis, Homosexualität, Suizide, Verbrechen. Dies wurde nun neu verbunden mit eugenischer, rassischer und medizinischer Forschung. Trotz vieler Fortschritte war es nicht gelungen, die Ursachen von Geisteskrankheiten zu finden, worüber die Wissenschaft enttäuscht war und man deshalb nach neuen Konzepten suchte.

Es wurde eine Verwandtschaft der genannten Erscheinungen angenommen mit den Geisteskrankheiten. Ein französischer Psychiater namens Benedict Morel erfand ein Degenerationsschema, das Konzept der «Einheitspsychose» entstand, die Darstellung des «Irreseins» als eine einzige Störung, innerhalb derer der Betroffene verschiedene Stadien durchläuft: zuerst die affektive Störung, dann die wahnhafte Entgleisung, dann die «Verrücktheit» bis schliesslich zum irreversiblen Defizit. In der Entartungslehre findet sich der Ansatz, wonach innerhalb einer Familie über viele Generationen hinweg eine «seelische Degeneration» auftreten kann. Auch erworbene Eigenschaften konnten vererbbar sein. Entartung konnte also Folge einer Vergiftung sein, eines krankhaften Temperaments, eines schädlichen sozialen Milieus, einer moralischen Erkrankung, angeborener oder erworbener Schäden. Entartung entwickelte sich innerhalb Generationen fortlaufend bis zum Untergang. In der Theorie war die Ursprungsfamilie lediglich nervös, es kommt zu Ausschweifungen, die zweite Generation war möglicherweise neurotisch, es kommt zu Schlaganfällen Epilepsie, Hysterie und Alkoholismus. Die dritte Generation wird psychotisch, leidet an Geistesschwäche und begeht Selbstmord und die vierte Generation ist dann idiotisch, mit angeborenen Blödsinnszuständen und Missbildungen. Somatische Kennzeichen (sogenannte «Stigmata») als prognostische Hinweise auf das bereits erreichte Niveau der Degeneration wurden hervorgehoben, z.B. Schielen, Stottern, Asymetrien der Gesichtshälften, angewachsene Ohrläppchen u. a. m.

Die zu der Zeit heranwachsende Psychiatergeneration wurde von Morels Degenerationsschema stark beeinflusst. Psychoneurosen wurden als Übergangszustand zur Entartung angesehen, auch sexuelle Normabweichungen als Entartungsphänomene eingeordnet. Erbliche Degeneration als Erklärung von Pathologien ging oft einher mit antisemitischen rassistischen Vorstellungen, so zum Beispiel bei Emil Kraepelin (1856-1926), einem deutscher Psychiater. Dieser führte Wahnerleben auf eine gestörte Hirnfunktion zurück und unterteilte die Psychosen in «manisch-depressives Irresein» und die «Dementia praecox», die er später auch endogene Verblödung nannte; beides wurde ursächlich als anlagebedingt eingestuft. Die Begriffe endogen und erblich bedingt wurden gleichwertig verwendet. Erst später wurde die Schizophrenie als exogene Psychose gedeutet.

Etwa zeitgleich etablierte Eugen Bleuler (1857-1939), Schweizer Psychiater, eine psychologisch orientierte Psychiatrie und ersetzte den Begriff der Dementia praecox mit Schizophrenie. Neurosen rückten ebenfalls in den Mittelpunkt psychiatrischer Betrachtungen sowie Hypnose und Psychoanalyse als moderne Behandlungsverfahren. Zwischen 1915 und 1918 kamen in psychiatrischen Anstalten etwa 70'000 Patienten ums Leben, meistens durch Tod durch Unterernährung. Im ersten Weltkrieg traumatisierte Soldaten (Kriegszitterer) wurden mit Stromschlägen behandelt. 1920 erschien die Schrift «Vernichtung lebensunwerten Lebens», massgeblich mitverfasst von dem Psychiater Alfred Hoche. In anderen Ländern wurde mit somatischen Behandlungsmethoden experimentiert: Cardiazol-Schocktherapie (künstlich hervorrufene epileptische Anfälle), Elektrokonvulsionstherapie, Psychochirurgie (Lobotomie). Viele psychiatrische Krankheiten wurden als «erblich» einge-stuft. 1934 trat das «Gesetz zur Verhütung erbkranken Nachwuchses» in Kraft, in Folge wurden bis 1945 insgesamt ca. 350'000 Menschen zwangssterilisiert, 5'000 etwa überlebten dies nicht. Im Rahmen der sogenannten Aktion T4 sowie der «Kinder-Euthanasie» wurden ca. 100'000 psychisch Kranke in deutschen Anstalten ermordet.

Die Gegenbewegung gegen die grossen Kliniken bzw. Verwahranstalten mit ihren Langzeitpatienten formierte sich etwa Mitte der 50er Jahre mit der Forderung nach Deinstitutionalisierung der Behandlung psychisch Kranker, also schon vor dem Auftauchen des Begriffs Antipsychiatrie, wahrscheinlich in Zusammenhang mit der Entdeckung der Psychopharmaka, mit denen der modernen Psychiatrie ein grosser Durchbruch gelang. Die neuen Medikamente (Neuroleptika: Chlorpromazin 1952, Haloperidol 1958, Antidepressiva: Imipramin 1957, Phasenprophylaktika: Lithium 1948 sowie die beiden ersten Vertreter der Schlaf- und Beruhigungsmittel vom Benzodiazepintyp: Chlordiazepoxid 1960, Diazepam 1963) ersetzten dann zwar brachiale Behandlungsmethoden wie Eisbäder und Elektroschocks, brachten jedoch ganz neue Probleme mit sich. Auch wurden die Kriterien zur Erfassung psychischer Krankheiten standardisiert.

Reformbestrebungen gab es also schon in den 50ern mit Familienpflege, aktivierender Arbeitstherapie und ambulanter Fürsorge. In den USA, Frankreich, England und Skandinavien gab es bereits «offene Türen» in den Kliniken, kommunalen Behandlungszentren und regionalen Versorgungssektoren. Ausserdem entstand im deutschsprachigen Raum die sogenannte «anthropologische Psychiatrie», deren Vertreter die Psychiatriereform förderten auf der Grundlage einer patientenorientierten Psychopathologie und eines philosophisch untermauerten, ganzheitlichen Menschenbildes.

Die Antipsychiatrie der 1960er und 70er Jahre geht jedoch über eine Kritik weit hinaus. Sie stellt die Psychiatrie und die Existenz psychiatrischer Krankheiten grundsätzlich in Frage. Die Auseinandersetzung mit diesen Fragen erfolgte vor allem auch theoretisch auf gesellschaftspolitischer Ebene. Der Begriff der Antipsychiatrie im klassischen Sinn wurde geprägt von einer Handvoll Psychiater in den 60er Jahren: Der Amerikaner Thomas Szasz, der Italiener Franco Basalglia sowie Ronald Laing und David Cooper, beides Engländer.

Die Thesen der sogenannten «alten» Antipsychiatrie beruhen eigentlich auf soziologischen Theorien, die die Antipsychiater vor allem auf die Erkrankung der Schizophrenie beziehen. Die alten Antipsychiater berufen sich auf drei Hauptthesen.

Die erste Hauptthese ist die Labeling-Theorie. Aufgrund einer Abweichung von der Norm (primäre Deviation), die biologisch (z.B. Blindheit) oder aber auch religiös oder politisch, also eine soziale Abweichung, sein kann, reagiert die Gesellschaft auf diese Abweichung, indem sie Institutionen zur Verfügung stellt, die gewisse Verhaltensweisen verstärken oder andere zurückdrängen. Aus dieser Etikettierung durch die Gesellschaft und die Übernahme der von der Gesellschaft bereitgestellten Rollen kann dann die sekundäre Abweichung entstehen. Die radikale Form der Labeling-Theorie geht davon aus, dass es eine primäre Abweichung gibt, die ignoriert oder toleriert werden könnte und sollte, und dass das Label, das Etikett dann die eigentliche Abweichung (sekundäre Deviation) erst hervorbringt, z.B. bei der Schizophrenie: Viele bizarre Stereotypien und seltsame Manien, die man früher als Symptome der Schizophrenie ansah, treten heute nicht mehr auf und sind als sekundäre Abweichungen, nämlich Hospitalismusfolgen (Passivität, Gleichgültigkeit, Resignation, Verarmung der Sprache mit Vernachlässigung durch das Spitalmilieu) zu sehen. Es kommt also dann vor, wenn schlecht diagnostiziert oder ohne zwingenden Grund hospitalisiert wird, und vor allem, wenn keine sachgerechte Behandlung erfolgt.

Die zweite Hauptthese der Antipsychiatrie besteht in einer Erweiterung der ersten und besagt, dass sich das Labeling im Dienste eines wirtschaftlichen oder politischen Systems ereigne.

Die dritte Haupthese wurde vor allem von R. Laing formuliert (unter dem Einfluss von Sartre und der Psychoanalytiker Lidz und Bateson): Schizophrenie ist nach Laing eine infolge familiärer Kommunikationsstörung entstandene sekundäre Abweichung. Thomas Szasz (amerikanischer Psychoanalytiker) meinte, psychische Krankheiten seien Adaptionsstörungen und die Einweisung Geisteskranker in Anstalten diene der Ausdehnung eines totalitären, kontrollierenden Staates, der individuelle Freiheit und Verantwortung unterdrücken will. Die einzige nach Szasz angemessene Behandlung sei die Psychotherapie aufgrund eines beiderseits freiwilligen Vertrages. Thomas Szasz entwickelte dann eine noch radikalere Form der Antipsychiatrie zu einer radikal autonomer und fundamentalen Bewegung mit der ARAF-Variante (ARAF = Antipsychiatrisch Radikal Autonom Fundamentalistische Psychiatriekritik) und gründete zusammen mit Scientology die CCHR, die Citizens Commission on Human Rights. Diese Untergruppe von Scientology stellt alle die, die diagnostizierende oder behandelnde Psychiatrie begründen oder verteidigen, in die Ecke der Nationalsozialisten und vergleicht diese mit Hitler und seinen Helfern. Szasz war vor allem auch Gegner der Zwangspsychiatrie und sah in der Abgrenzung von Normalität und Verrücktheit die Gefahr, als Machtmittel zur Ausgrenzung Andersdenkender missbraucht zu werden. Er trat für eine strikte Trennung von Psychiatrie und Staat ein. Ebenso trat er für die Freigabe aller Drogen an Erwachsene ein.

Ronald Laing und David Cooper, beides britische Psychiater, entwarfen antipsychiatrisch ausgerichtete Therapiemodelle, die sich am Konzept der «therapeutischen Gemeinschaft» von Maxwell Jones orientierten. Dieses beinhaltete keine Verwahrung mehr, sondern aktive Rehabilitation, keine Hierarchiegebilde in der Einrichtung. Mitarbeiter sollten abweichendes Verhalten von Bewohnern tolerieren können, von der Arztseite sollte partnerschaftliches Zusammenarbeiten mit dem Patienten gewährleistet sein und Gruppengespräche der Bewohner zum Austausch und zur sozialen Vernetzung stattfinden. Einerseits orientierten sich Cooper und Laing an der dritten Hauptthese der Antipsychiatrie (gestörte familiäre Kommunikationsformen als Ursache der Schizophrenie) und andererseits an der Existenzphilosophie von Jean-Paul Sartre. Man sah in der repressiven Psychiatrie den Spiegel einer repressiven Gesellschaft. Beide waren Gründungsmitglieder der Philadelphia Association, die zum Ziel hatte, psychisch Kranken durch gemeinschaftliches Zusammenleben in Form von betreutem Wohnen die Einweisung in eine psychiatrische Anstalt zu ersparen. 1965 wurde die «Kingsley Hall» eröffnet, wo Laing zusammen mit anderen Psychiatern und zuvor als schizophren diagnostizierten Menschen wohnte. Cooper bezeichnete die klinische Psychiatrie als «Agent des Staates» und «Hilfstruppe für die Polizei».

Cooper, Marxist und Anhänger Sartres, gründete die Villa 21, eine therapeutische Gemeinschaft (1962-1966) für psychisch erkrankte Jugendliche in einem Londoner psychiatrischen Krankenhaus. Zielsetzung dieses Projekts war nach Cooper eine Lockerung der starren Rollenstrukturierung, d. h. dass die Patienten und Behandler die Etikettierung mit dem Label schizophren oder manisch und der entsprechenden Selbstdefinition nicht automatisch annehmen. Ausserdem wollte er eine geeignete Arbeitssituation schaffen, in der er die Gruppen- und Familieninteraktionen bei gestörten Jugendlichen erforscht werden konnten. Er wollte eine «kleine selbständige Einheit schaffen(...), die ausserhalb des institutionellen psychiatrischen Kontextes funktionierte». In der Villa 21 wurden etwa 40 Patienten, Jugendliche, mit der Diagnose Schizophrenie behandelt. Die Patienten durften ihre Behandlung zu einem grossen Teil selbst bestimmen. Es erfolgte keine Psychotherapie, nur geringfügiger Gebrauch von Tranquilizern und Anwendung von Familien- und Milieutherapie. Der Fokus lag auf systematischer Klärung und Aufhebung von «schizophrenigenen» Kommunikationsmustern. Wichtig war vor allem auch authentische, echte Beziehung und Kontinuität des Personals, das mit der Familie erst im Krankenhaus, dann zuhause mit der Familie zusammenarbeitete. Es wurden weder Schockbehandlung noch Lobotomie angewandt. Die Stationen wurden neu organisiert, Patienten hatten sicher mindestens eine Beziehung zu einer für sie wichtigen Person, die so beständig und verlässlich war, wie es eben ging. Diese Personen wurden als Sozialtherapeuten ausgebildet (und unter dem Pflegepersonal ausgewählt), wobei jeder, der sich bemühte, ein festes Vertrauensverhältnis zum Patienten errichten, Sozialtherapeut sein konnte oder war. Aber auch Patienten wurden als Sozialtherapeuten ausgebildet. Unbedingt wichtig war Transparenz in den Interaktionen mit den Patienten. Die Bereitschaft der Sozialtherapeuten dazu war entscheidend für die Aufhebung «mystifizierender Kommunikationsmuster», die den Patienten umgaben.

Franco Basaglia (1924-1980) verstand psychische Störungen vor allem als Folge des kapitalistischen Systems: Menschen, die wegen bestimmter Auffälligkeiten produktionsunfähig sind, werden ausgestossen und ausgeschlossen. Die Psychiatrie stempelt diese Menschen mit dem Etikett «geisteskrank» ab und isoliert sie in ihren Institutionen von der Gesellschaft. Basaglia wollte mit seiner Psychiatriereform die Kranken wieder in die Gesellschaft bringen, dadurch die Gesellschaft konfrontieren und sie zur Auseinandersetzung mit ihrem eigenen, ausschliessenden und krankheitserzeugenden System zwingen. Obwohl Basaglia psychische Störungen vor allem als Folge des kapitalistischen Systems und im Sinne des Labelings verstand, bezeichnete er sich selbst nie als Antipsychiater bzw. lehnte er es ab, seine Theorie und Praxis als antipsychiatrisch zu definieren. Im Unterschied zu Laing und Cooper suchte er nicht ausserhalb der Institutionen nach Alternativen, sondern wirkte in ihrem Inneren, arbeitete «mit der Institution gegen die Institution» und gab nie seine Stelle als Psychiater im öffentlichen Gesundheitsdienst auf.

Reformen in der Psychiatrie Italien

Am stärksten war die italienische Psychiatriereform durch die antipsychiatrische Theorie beeinflusst. Basaglia übernahm zuerst in Gorizia (1961) und später in Triest (1971) die Leitung der dortigen psychiatrischen Kliniken. Patienten wurden in diese Kliniken richterlich eingewiesen. Ganz im Sinne der Labeling-Theorie war die Einweisung u. a. verbunden mit Entmündigung, wurde im Strafregister vermerkt, eine Anstellung beim Staat war nach einer Hospitalisierung nicht mehr möglich. In Triest waren die Patienten vier Wochen auf einer Aufnahmestation, danach wurden sie entweder entlassen oder auf eine weitere Station verlegt, die dann einen Eintrag ins Strafregister zur Folge hatte. Die Psychiatrische Equipe in Triest 1973 formulierte Folgendes:

«Wir lehnen die Psychotherapie ab, weil sie die Verweigerung des Rechts sanktioniert, dass ein jeder über seine Beziehungen selbst entscheiden muss; wir lehnen die Gruppentherapie ab, weil sie die Verweigerung des Rechts sanktioniert, sich aufgrund seines eigenen Interesses zu organisieren; wir lehnen die Arbeitstherapie ab, weil sie die Verweigerung des Rechts sanktioniert, für seine Arbeit tariflich entlohnt zu werden; wir lehnen die Spieltherapie ab, weil sie die Verweigerung des Rechts sanktioniert, Feste zu feiern, wann und wie man will« (Hartung 1980, S. 132).

An die Stelle von Psychotherapie soll nicht professionelle zwischenmenschliche Beziehungen (man darf auch Abwehr oder Desinteresse zeigen) treten, neben den echten Beziehungen soll die soziale Isolation, die mit der Erkrankung einhergeht, überwunden werden und die Verhandlungsfähigkeit des Patienten soll gestärkt werden, d. h. die öffentliche Position soll gestärkt, dem Patient Macht zurückgegeben werden.

Schliesslich wurde in Italien, auch aufgrund der Initiative Basaglias, 1978 das sogenannte Triestiner Gesetz Nr. 180 erlassen, welches die Aufhebung der psychiatrischen Kliniken verordnete: Die Kliniken durften keine Patienten mehr aufnehmen. Die Hierarchie wurde auf den Kopf gestellt, Ärzte zogen ihre weissen Kittel aus, Krankenpfleger waren nicht mehr nur Aufseher. Sozialarbeiter wurden eingestellt, Arbeitskollektive geschaffen. Anstelle der Anstalt entwarf Basaglia nach angelsächsischem Modell Zentren für psychische Gesundheit in der Stadt, entsprechend der Sektorisierung (Sektorisierung wurde schon ab 1968 in Frankreich, Deutschland, in den USA und in der Schweiz zum Prinzip der psychiatrischen Versorgung gemacht. Triest hat vier Zentren bei etwa 250'000 Einwohnern). Diese sind rund um die Uhr geöffnet und verfügen über etwa sechs bis sieben Betten, sind ausserdem Tageszentrum, in das Menschen mit psychischen Problemen zur Medikamentenabgabe, zur Therapie und zum Essen kommen, zu Gesprächen und Gesprächsgruppen oder um an Aktivitäten teilzunehmen. Stationär bleiben die Patienten nur in Krisensituationen und maximal ein paar Tage. Sie leben soweit möglich zu Hause bei ihren Familien oder in nichtmedizinischen Einrichtungen oder Wohngemeinschaften, sind eingebunden in soziale Kooperativen und werden für ihre Arbeit entlohnt Integraler Bestandteil der psychiatrischen Versorgung ist auch die Akut-Behandlung zu Hause durch die Behandler, die der Patient aus dem ambulanten Setting kennt.

Eine psychiatrische Notaufnahme gibt es nach wie vor im allgemeinen Krankenhaus mit ca. acht Betten, die nicht immer alle belegt sind! Zwang (im Sinne einer Unterbringung gegen den Willen des Betroffenen in einer Einrichtung) ist verboten, nur in Ausnahmesituationen als Ultima ratio per Gesetz erlaubt und auf maximal auf eine Woche begrenzt. Im Vergleich dazu: In der Schweiz gibt es etwa fünfzig Mal so viele Zwangsmassnahmen.

Psychiatriereform in Deutschland

1971 gab die Psychiatrie-Enquete eine Untersuchung der psychiatrischen Zustände in Deutschland in Auftrag und 1975 erfolgte die Veröffentlichung eines «Berichts über die Lage der Psychiatrie in der BRD», in dem die Brutalität in psychiatrischen Krankenhäusern sowie ein Mangel an ambulanten Versorgungsmöglichkeiten und ergänzenden Behandlungsformen aufgezeigt wurde. Über 70 % der Patienten waren gegen ihren Willen behandelt worden. Dies führte zu einer Reihe von Reformen resp. Empfehlungen:

- Förderung von Beratungsdiensten und Selbsthilfegruppen
- Umstrukturierung der grossen psychiatrischen Krankenhäuser
- Getrennte Versorgung für psychisch Kranke und geistig behinderte Menschen

- Gleichstellung somatisch und psychisch Kranker
- Förderung der Aus-, Fort- und Weiterbildung
- Gemeindenahe Versorgung
- Sozialpsychiatrie

Die Gemeindepsychiatrie ist auch das praktische Ziel der Sozialpsychiatrie – eine vernetzte, multiprofessionelle Versorgunglandschaft, also der Aufbau von dezentralen, partizipativen Versorgungsstrukturen.

Als einer der Begründer der Sozialpsychiatrie gilt Klaus Dörner (22.11.1933), ein Psychiater und Psychiatriehistoriker («Irren ist menschlich»), der sich sehr um die Aufarbeitung der Medizin in der NS-Zeit eingesetzt hat wie auch für die Deinstitutionalisierung der grossen Kliniken und Heime. Am ersten sozialpsychiatrischen Kongress 1970 sprachen erstmals Krankenschwestern, Sozialarbeiter, Bewegungs- und Arbeitstherapeuten gleichberechtigt mit Akademikern, Seite an Seite mit Psychologen und Ärzten, und traten als multiprofessionelle Teams auf. Daraus entstand die DGSP, die Deutsche Gesellschaft für Soziale Psychiatrie, die Dörner mitbegründete. Entscheidend war auch hier, dass die DGSP offen war für alle, vor allem für alle Berufsgruppen. Manche der Vorstandsmitglieder sassen auch in der Enquetekommission. Dort waren allerdings öffentlich geäusserte radikale Reformforderungen gefürchtet (zum Beispiel sektorbezogene ambulante Dienste), und zwar aus politischen Gründen: Konservative Gesundheitspolitiker sahen darin eine Vergesellschaftung des Gesundheitswesens und damit «kommunistische Machenschaften».

Ein offener Konflikt mit den ärztlichen Standesorganisationen – zur Umsetzung struktureller Reformen – wurde als nicht zielführend erachtet und vermieden, deshalb wollte man nicht, dass die DGSP auch nur annähernd in die Nähe einer kommunistisch infiltrierten Organisation oder eines wissenschaftlich nicht ernst zunehmenden antipsychiatrischen «Revoluzzerhaufens» wie zum Beispiel dem SPK geriet. Wichtig war aber auch, dass die Stimmen des linken Flügels der DGSP, zu dem auch Dörner gehörte, in der eher konservativen Enquete eine Stimme hatten und so wenigstens einige Forderungen ihren Niederschlag fanden (s. o.).

Der Schweizer Sozialpsychiater Luc Ciompi hat an der praktischen Realisierung der Sozialpsychiatrie entscheidend mitgearbeitet. Er baute zuerst in Lausanne (1970-77) und dann in Bern (1977-94) ein gemeindenahes Netz von ambulanten und halbambulanten sozialpsychiatrischen Übergangseinrichtungen zur flexiblen präventiven Krisenintervention und Wiedereingliederung von psychisch Kranken auf. 1984 schuf er zudem die Wohngemeinschaft Soteria Bern zur alternativen Behandlung akuter Psychosen in einer offenen, familienähnlichen, gemeindenahen Institution.

Aus der humanistischen Antipsychiatrie, die aus der Antipsychiatriebewegung der 60er Jahre hervorgegangen ist, wird aber auch Kritik geäussert: Die Sozialpsychiatrie machte sich die Psychiatriekritik lediglich zunutze, um unter Ausblendung der Behandlungsschäden ein umfassendes, Rechtsverstösse und Langzeitschäden begünstigendes System der Gemeindepsychiatrie aufzubauen. Insbesondere gemeint ist hier auch die zwangsmässige Verabreichung von Depotneuroleptika als Behandlungsgrundlage.

Die Antipsychiatriebewegung der 60er Jahre und vor allem auch Cooper mit dem Hauptgewicht seiner antipsychiatrischen Aktivität auf politischer Ebene haben zu einer Radikalisierung einiger Reformer geführt, wie z.B. des Sozialistischen Patientenkollektivs SPK. Noch vor dem Beschluss der Psychiatrie-Enquete 1971 gründeten 52 Patienten unter der Leitung des Assistenzarztes Wolfgang Huber 1970 in Heidelberg das SPK. Huber wollte im Sinne der Antipsychiatrie «aus der Krankheit eine Waffe machen» mit dem Ziel, eine klassenlose Gesellschaft zu erreichen. Das SPK radikalisierte sich, als im April 1971 ein Mitglied der Gruppe Suizid beging. Im Juni desselben Jahres geriet das Kollektiv in den Verdacht, Aktionen der Baader-Meinhof-Gruppe zu unterstützen. Aus dem Dokumentarfilm von Gerd Krosske geht leider kaum hervor, inwieweit ein Umgang mit psychischen Störungen gefunden wurde, ausser dass die Mitglieder des SPK zusammen Hegel lasen.

Zu Beginn der 80er Jahre kam es zu einem Zusammenschluss der Angehörigen psychisch Kranker, zehn Jahre später schlossen sich die psychisch Kranken zu einem Selbsthilfeverband zusammen, dem «Bundesverband der Psychiatrieerfahrenen», initiiert von Dorothea Buck, die selbst jahrzehntelang in Anstalten verbracht hatte. Sie trat 1989 an den Psychologen Thomas Bock in Hamburg mit dem Wunsch heran, ihre Sicht als Psychoseerfahrene einmal den Fachleuten vorstellen zu können, das erste Modell für die sogenannte Psychoseseminare mit trialogischem Austausch, d. h. einem gleichberechtigten Erfahrungsaustausch zwischen Patienten, Angehörigen und Therapeuten.

Auch die «Irrenoffensive» wurde als Initiative ehemaliger psychiatrischer Patienten in Westberlin gegründet. Sie sieht sich selbst als politische Gruppe zur Abschaffung der Zwangspsychiatrie mit dem Ziel der Abschaffung aller psychiatrischen Sondergesetze. Ein Zwischenerfolg ist die Gesetzgebung zur Patientenverfügung, um psychiatrischem Zwang den rechtlichen Boden zu entziehen. Das Konzept einer reformierten Sozialpsychiatrie stellten sie allerdings auch in Frage. Innerhalb der Irrenoffensive kam es zur Gründung der «Weglaufhausgruppe» (1986); aufgrund von Unstimmigkeiten über die Einbindung von Nicht-Betroffenen im zukünftigen Weglaufhaus kam es jedoch zu einer Trennung von der Irrenoffensive. Das Projekt Weglaufhaus versuchte, sich überwiegend aus Patenschaften und Spenden zu finanzieren, was aber nicht zur Verwirklichung ausreichte. Versuche, politische Unterstützung und Finanzierung durch die aktuelle Regierung zu erhalten, scheiterten. Es wurde dann versucht, das Projekt über die Träger der Sozialhilfe und Wohnungslosenhilfe zu finanzieren. 1990 war es möglich, die «Villa Stöckle», durch eine zweckgebundene Spende von 1 Million zu kaufen; sie konnte nach sechs langen Jahren als erstes Weglaufhaus in Deutschland eröffnet werden, finanziert durch Wohnungslosenhilfe und das Bundessozialhilfegesetz. Es bietet wohnungslosen oder akut von Wohnungslosigkeit bedrohten Menschen in Krisen die Möglichkeit, sich dem psychiatrischen System zu entziehen und ihr Leben wieder in die eigenen Hände zu nehmen. Die Verantwortung bleibt bei den Bewohnern. Es hat 13 Plätze, eine Frauenetage, ist antipsychiatrisch orientiert als Alternative zur Psychiatrie und zur Unterstützung beim Absetzen von Psychopharmaka; es gibt keine Diagnosen. Die Mitarbeit von mindesten 50 % Psychiatriebetroffenen im Team ist vorgeschrieben, aus der Soteria wurde das Konzept des Dabeiseins in Krisen übernommen. Unterstützung im Alltag und bei behördlichen, rechtlichen, finanziellen und Wohnangelegenheiten wird rund um die Uhr angeboten. Mehr als die Hälfte der Bewohner nehmen keine Psychopharmaka. Es besteht ein enger Kontakt mit den Bewohnerinnen oftmals über die Aufenthalte hinaus.

Inzwischen gibt es auch in Köln und Bochum ähnliche Projekte, so in Bochum über die Weglaufhausinitiative Ruhrgebiet das Bochumer Krisenzimmer. Hier gelten minimale Regeln, Beschränkungen und maximale Selbstbestimmung. Selbsthilfestrukturen sollen kein Dienstleistungsunternehmen sein, in dem «abgegeben» und «übernommen» wird. Die Eigenverantwortung für Gefühle, Gedanken und den Umgang mit sich selbst bleibt immer und überall bestehen. Fast alle Menschen, die wollen, werden aufgenommen. Suizidalität ist kein Ausschlusskriterium und die maximale Aufenthaltsdauer beträgt drei Monate.

Humanistische Antipsychiatrie

Die neue humanistische Antipsychiatrie, die sich im Laufe der 80er Jahre aus der eher akademisch orientierten Antipsychiatrie der 60er Jahre entwickelte, wird im Wesentlichen von Psychiatriebetroffenen selbst getragen. Es geht vor allem darum, ein System mitmenschlicher Hilfeleistung für Menschen in psychischen Notlagen vor allem sozialer Natur zu entwickeln, und neue, mehr oder weniger institutionelle Formen des Lebens mit Verrücktheit und Andersartigkeit zu finden.

Ein prominenter Vertreter der humanistische Antipsychiatrie ist der Däne Karl Bach Jensen, ehemaliger Vorsitzender des europäischen Netzwerks von Psychiatriebetroffenen. Er betont (1998), dass es nicht nur darum gehe, das überkommene Konzept der psychischen Krankheit und des Bedarfs an synthetischen Psychopharmaka, vor allem wenn sie über eine lange Zeit oder lebenslänglich gegeben werden, abzulehnen, sondern auch, genau hinzuschauen, und sich auf eine andere Art um «Leute, wenn sie verrückt werden» zu kümmern. Ein wesentliches Charakteristikum alternativer psychosozialer Dienste würde darin bestehen, Menschen bei der Bewältigung ihrer Probleme zu helfen, unter anderem durch gegenseitige Lernprozesse, Rechtsbeistand, alternative Medizin, gesunde Ernährung, natürliche Heilverfahren und spirituelle Übungen, mit Psychiatriebetroffenen als wichtige MitarbeiterInnen und RatgeberInnen. Es sollte Orte geben, an denen Menschen sich treffen und ihr eigenes Leben gestalten könnten. Falls es notwendig sein sollte, Menschen einzusperren, zu ihrem eigenen Schutz oder zum Schutz voR anderen, sollte niemand das Recht haben, ihnen irgendeine Art von Behandlung aufzuzwingen. Zum Schutz vor Zwangsbehandlung sollten psychiatrische Testamente oder andere Vorausverfügungen in allen Staaten und Ländern rechtskräftig werden. Alternative Systeme und dezentrale Dienste müssten sich um die Bedürfnisse von Menschen mit psychosozialen Problemen in einer Weise kümmern, dass der Gebrauch von synthetischen und giftigen psychiatrischen Psychopharmaka minimiert und auf lange Sicht überflüssig wird.

Er beschreibt ein zukünftiges, ökologisch und humanistisch ausgerichtetes Gesellschaftssystem, in dem auch der Verzicht auf toxische Stoffe in der Natur, im Wohnbereich, in der Ernährung und in der Medizin einen wesentlichen Teil darstellt. Ein grundsätzliches Problem der wenigen antipsychiatrisch ausgerichteten Gruppen besteht in der Tatsache, dass sie notorisch zu wenig Geld und zu wenig MitarbeiterInnen haben, um viele Angebote zu machen. Psychiatriekritische Gruppen werden in aller Regel von staatlicher Förderung ausgeschlossen.

Wie man an der Geschichte der Psychiatrie und Antipsychiatrie sieht, sind das psychiatrische System und gesellschaftlich-politische Strukturen eng miteinander verwoben und lassen sich kaum trennen. Die Psychiatrie zu ändern, hiesse dann wirklich, auch die Gesellschaft zu ändern, die das System Psychiatrie hervorgebracht hat. Es ist die Gesellschaft, die krankt, und unser Psychiatriesystem ist ein Ausdruck davon.

So hat mich die Beschäftigung mit unserer Geschichte und der Antipsychiatrie als Psychiaterin bis hier hin zu einem grossen Teil sehr betroffen zurückgelassen. Es scheint nicht viel Hoffnung zu geben, das System Psychiatrie tatsächlich ändern zu können, auch wenn es einige Ansätze gibt und vor allem in der jüngsten Vergangenheit hier in der Schweiz und auch in Deutschland immer mehr Kliniken versuchen, neue Konzepte hinsichtlich der Behandlung vor allem akutpsychiatrischer Patienten zu entwickeln und zu etablieren. Auch in der Psychiatrie hat es sich mittlerweile herumgesprochen, dass Beziehung und Kontinuität der Beziehung ein ganz wesentlicher Faktor in der Arbeit mit psychiatrischen Patienten ist, und auch mit Zwang und Zwangsbehandlung wird sich an einigen Stellen intensiv auseinandergesetzt. Hier und da gibt es auf Stationen Peers, Stationen werden offen geführt, Patienten und deren Bezugspersonen mehr in die Behandlung eingebunden. Trotzdem halten sich vielerorts auch hartnäckig alte Strukturen. Nach wie vor werden eigentlich fast überall in den psychiatrischen Kliniken eine unglaubliche Menge an Psychopharmaka verordnet. Der Fokus der Behandlung schwerer, aber auch weniger schwerer psychischer Störungen liegt immer noch auf den Medikamenten. Allerdings ist die Geschichte der modernen Psychiatrie auch noch nicht so alt. Wenn man die Zeiträume betrachtet, befinden wir noch relativ am Anfang einer neuen, einige Jahrzehnte alten Bewegung, die sich aus einer jahrtausendealten Geschichte entwickelte.

Ein Teil dieser Entwicklung ist auch die Bewegung von Avanti (Gründung im Jahr 2011), deren Mitbegründer Samuel Widmer die Auseinandersetzung in den zentralen Fragen der Psychiatrie und Antipsychiatrie vor allem um die spirituelle Dimension erweiterte. Die Ärztegesellschaft Avanti trug und trägt «die Haltung der Opposition der Antipsychiatrie der 60er Jahre gegen eine einseitige Lehrmeinung in ein neues Jahrtausend hinein». Sie kann vielleicht als eine Art Mittler oder Bindeglied zwischen alter und neuer (Psychiatrie-)Geschichte gesehen werden oder ist vielmehr schon ein Teil der neuen Geschichte, Vorreiter für die Revolution in der Psychiatrie und in der Welt, die Revolution der Liebe.

Schliesslich geht es um die Überwindung nicht nur der Etikettierung der Kranken, sondern auch der Psychiater oder überhaupt aller Rollenzuschreibungen. Übrig bleiben würden nur du und ich im Hier und Jetzt. Natürlich braucht es dann auch Strukturen, die das Du und das Ich im Hier und Jetzt nutzen können, so wie es Kasia zum Schluss in ihrem Vortrag beschrieben hat.

Quellen zu diesem Vortrag:

Ärzteblatt PP13, Antipsychiatriebewegung: eine Institution steht am Pranger, Ausgabe November 2014

Ärzteblatt PP14, Ronald D. Laing: Reise in den inneren Raum, Ausgabe September 2014

Der Nervenarzt 79, 2008, Steinberg, H., Jenseits von Kraepelin, Freud und Rüdin'scher Entartungslehre

Hartung, Klaus, Die neuen Kleider der Psychiatrie, Berichte aus Triest 1980

IP-GIPT, Internetpublikation für Allgemeine und Integrative Psychotherapie: David Cooper

Lehmann, Peter, Alte, veraltete und neue Antipsychiatrie, Zeitschrift für systematische Therapie, Verlag modernes Lernen Borgmann 2001

Le Monde diplomatique, Artikel 09.04.2015: Das blaue Pferde der Freiheit

Mechlin, T., Vliegen, J., Die Psychiatrie in der Kritik, 1995

Wikipedia

Spirituelle Krisen in der Pubertät – Ausdruck von Krankheit oder von Gesundheit?

Danièle Nicolet Widmer

Immer mehr Jugendliche und junge Erwachsene sind mit den engen Strukturen von Schule, Ausbildungsplatz und Berufswelt überfordert und fallen raus. Die Diagnosen schon in jungen Jahren nehmen stetig zu: ADS, ADHS, Hochsensibilität, Depressionen, ASS usw.

Die jungen Menschen fühlen sich verloren in der Welt, zweifeln am Sinn ihres Lebens und Eltern, Ausbildner und Therapeuten wissen nicht, wohin mit ihnen …

Wie könnten Heilräume und Heimat aussehen für junge Menschen mit besonderen Bedürfnissen und Fähigkeiten?

Ein Plädoyer für Liebe-volle Gesellschaftsstrukturen und eine einschliessende Welt.

Dieser Vortrag ist online zu sehen unter folgendem Link: https://youtu.be/GUtUINo8Sql

Über das Mittelmass von Diagnosen hinaus den kranken Menschen wirklich erkennen

Andreas Braun und Manfred Dreier

Einleitung

Diagnose kommt vom griechischen Wort *dia-gnosis*, wobei *dia* „durch" oder „auseinander" heisst, und *gnosis* „Erkenntnis", „Urteil". Diagnose heisst also Unterscheidung, Auseinander-halten, Erkennen. Wir werden in diesem Vortrag sehen, dass dies die Essenz der Diagnostik der Psyche sehr gut trifft. Bei körperlichen Erkrankungen ging die Entwicklung rasch in Richtung einer umfassenden Beschreibung eines gesunden Körpers und davon abweichenden Zuständen und Erscheinungen. Die Therapie war durch das Wiederherstellen des normalen, gesunden Funktionierens des Körpers gekennzeichnet. Bei der Psyche ist es bis heute sehr schwierig, eine Norm, ein gesundes Funktionieren zu definieren und dieses scharf von Krankheit abzugrenzen.

Geschichte der medizinisch/psychiatrischen Diagnostik

Wahrscheinlich schon seit der Steinzeit beschäftigt sich der Mensch mit Phänomenen des (psychischen) Krankseins, einer Vorstellung eines gesunden Menschen und mit der Suche nach Behandlungen, wie man einem kranken Menschen zur Gesundheit verhilft – sprich wie man therapiert. Aus der Steinzeit sind in grosser Zahl Schädelfunde bekannt mit gebohrten Löchern darin (sog. Trepanationen). Man kann nur spekulieren, aus welchen Gründen diese Trepanationen vorgenommen worden sind. Mehrheitlich gehen die Wissenschaftler von rituellen Zeremonien aus. Wobei das prähistorische Weltbild mit Geisterbesetzungen durchaus eine Deutung von neurologischen oder psychiatrischen Leiden zulässt. Die Verbindung von psychischer Krankheit mit Geistern und Spiritualität hielt in unterschiedlicher Ausprägung bis in die Neuzeit an.

Ab 400 vor Christus etablierte sich das Modell der Vier-Säfte-Lehre, welche von Galen im 2. Jahrhundert n.Chr. verfeinert ausgearbeitet wurde und bis ins 19. Jahrhundert von Bedeutung war. Die Idee war, dass Krankheit ein Ausdruck eines Ungleichgewichts der vier Körperflüssigkeiten Blut, gelbe Galle, schwarze Galle und Lymphe (oder Wasser) ist. Die vier Körpersäfte entsprechen vier Gemütszuständen.

Im Mittelalter bis ins 18. Jahrhundert wurde psychische Krankheit mit religiösen Themen vermischt, sie galt als Ausdruck der Sünde. Entsprechend wurden psychisch Kranke inhaftiert, ausgegrenzt oder mit martialischen Foltermethoden gequält. Mit Philipp Pinel setzte Ende des 18., anfangs des 19. Jahrhunderts eine erste Medizinalisierung der Neuzeit im Umgang mit psychisch Kranken ein (Stichwort: Befreiung der Geisteskranken von ihren Ketten). Psychische Krankheiten wurden nicht mehr wie Strafgefangene behandelt und nicht mehr als vom Teufel besessen angesehen. Man begann psychische Phänomene allmählich als Krankheiten einzuordnen und zu erforschen. Mitte des 18. Jahrhunderts entstand somit das Fachgebiet der Psychiatrie, zuerst in den USA, in Europa war es noch länger eng verbunden mit Neurologie. Die Diagnostik war dabei noch sehr mit der Weltanschauung verknüpft. Wenn Emil Kraepelin von einer „dementia praecox", also einer frühzeitigen Demenz sprach, sah er dabei wenig Behandlungschancen und auch keinen medizinischen oder therapeutischen Auftrag. Eugen Bleuler führte für dieselbe Erkrankung den Begriff der „Schizophrenie" ein, zu Deutsch „gespaltene Seele/Gemüt". In diesem Begriff schwingt ein therapeutischer Auftrag mit: die Frage, woher diese Spaltung rührt, und ob diese allenfalls zu überwinden wäre?

Jean-Martin Charcot, ein französischer Neurologe, versuchte mittels Hypnose die psychologischen Ursachen der Hysterie herauszufinden. Sigmund Freud lernte bei ihm und entwickelte daraus die Psychoanalyse. Wichtig für unsere Betrachtungen zur Diagnostik psychischer Störung ist, dass damit eine Ära begann, in der die Modelle und Konzepte von Therapieschulen die diagnostische Einteilung prägte. Während die Psychoanalytiker alles an verdrängten Konflikten und unterdrückten Emotionen festmachten, sahen die Verhaltenstherapie oder behaviourale Therapie erlernte Muster als Ursache von psychischen Störungen. Diese schulenabhängige Diagnostik wurde ab 1980 aufgegeben.

Die zwei bekanntesten und meistgenutzten Diagnoseklassifikationen sind das DSM, aktuell in der 5. Auflage und das ICD, aktuell in der 10. Auflage. Das DSM (diagnostic and statistical manual of mental disorders) wird von der Vereinigung der amerikanischen Psychiater (APA) herausgegeben. Das DSM hatte seinen Ursprung in den Volkszählungen der USA, bei denen man ab dem frühen 19. Jahrhundert auch Geisteskrankheiten erfasste. Es wurden von Zählung zu Zählung mehr Kategorien geschaffen, um die Geisteskrankheiten einzuteilen. Das ICD wird und wurde von der WHO und deren Vorläuferorganisationen herausgegeben. Es war ursprünglich eine Todesfallstatistik, die man ab etwa der 6. Auflage auch mit nicht tödlichen Krankheitsbildern ergänzte. Der grösste Unterschied zwischen diesen beiden Klassifikationen ist, dass im ICD auch alle körperlichen Erkrankungen beschrieben sind, während das DSM sich auf psychische Erkrankungen beschränkt.

Es folgte in der zweiten Hälfte des 20. Jahrhundert eine zweite Medizinalisierung (Stichwort: Geisteskrankheiten sind Gehirnkrankheiten). Die Diagnoseklassifikationen wurden von der Ursachensuche und -beschreibung bereinigt. Es wurden Symptomkriterien aufgestellt, anhand derer die Krankheiten unterschieden werden sollten. Ausser Acht gelassen wurden weitestgehend die sozialen und familiären Umstände, die zur Entwicklung einer Erkrankung geführt haben.

Psychologische Diagnostik

Man kann die Wunden anderer nur heilen, wenn man selbst welche hat. (C.G. Jung)

Mich hat das Thema psychologische Diagnostik immer interessiert, vielleicht ein Grund warum ich überhaupt Psychologie studiert habe. Vor vielen Jahren war in mir, angeregt durch eine begonnene analytische Psychotherapie nach C.G. Jung, eine Leidenschaft dafür entbrannt den Menschen wirklich „zu erkennen".

Was ist der Mensch?

Einerseits scheinen wir Menschen in vielem sehr ähnlich zu sein, etwa in dem Bedürfnis nach Zugehörigkeit- wir sind soziale Wesen. Gleichzeitig sind wir individuell doch sehr verschieden und mit ganz unterschiedlichen Begabungen und Eigenheiten ausgestattet.

Für C.G. Jung war Seelisches nicht nur durch Ursachen bedingt- im Gegensatz zu Freud der das Kausalitätsprinzip vertrat- sondern auch durch Ziele, Zwecke und Werte. Er ging davon aus, dass man die Seele eher durch das begreift wohin sie strebt, als durch das woher sie kommt.

Manfred hat ja bereits die Bedeutung der Wörter Diagnose und Diagnostik erklärt, es geht um das gründlich kennenlernen, entscheiden und „beschließen".

Bei der psychologischen Diagnostik geht es um das „gründliche Kennenlernen" der Merkmale einer Person, Gruppe oder Organisation mittels Befragungen, Beobachtungen oder psychologischer Tests.

Am Anfang steht eine Fragestellung die mit psychologischer Hilfe beantwortet oder gelöst werden soll um eine Grundlage zu haben für diagnostische Entscheidungen in den verschiedensten Bereichen.

So beschäftigt sich etwa die Persönlichkeitspsychologie mit der Frage worin sich Menschen unterscheiden und wie man das feststellen kann.

Man untersucht also die inter- und intraindividuelle Variabilität von Verhalten.

Dies will ich an einem bekannten Beispiel, dem sogenannten OCEAN-Modell, erklären.

Um die Dimensionen der menschlichen Persönlichkeit zu finden haben Louis Thurstone, Henry Sebastian Odbert und Gordon Allport in den 30er Jahren einen sogenannten lexikalischen Ansatz verfolgt. Im lexikalischen Ansatz wird davon ausgegangen, dass sich alle persönlichkeitsbeschreibenden Wörter, vor allem Adjektive, in dem Wortschatz einer Sprache niedergeschlagen haben und durch die Analyse dieser Sprache Erkenntnisse über die Struktur von Persönlichkeit gewonnen werden kann.

Von den Forschern wurden dazu über 18'000 Begriffe einer Faktorenanalyse unterzogen. Dies ist eine Methode um zahlreiche Variablen auf nur wenige relevante Faktoren zu reduzieren und so die Gemeinsamkeiten hinter den Variablen sichtbar zu machen. Nach Durchführung der Faktorenanalyse versucht man anschließend diese Faktoren inhaltlich zu interpretieren.

Über jahrzehntelange Weiterentwicklung durch andere Forscher wurden letztendlich fünf stabile und kulturunabhängige Faktoren gefunden: Die sogenannten *Big Five*.

Demnach lässt sich jeder Mensch auf fünf Dimensionen einordnen:

Openness (Offenheit für Erfahrungen)

Conscientiousness (Gewissenhaftigkeit/Perfektionismus)

Extraversion (Geselligkeit)

Agreeableness (Verträglichkeit, Rücksichtnahme)

Neuroticism (emotionale Labilität und Verletzlichkeit)

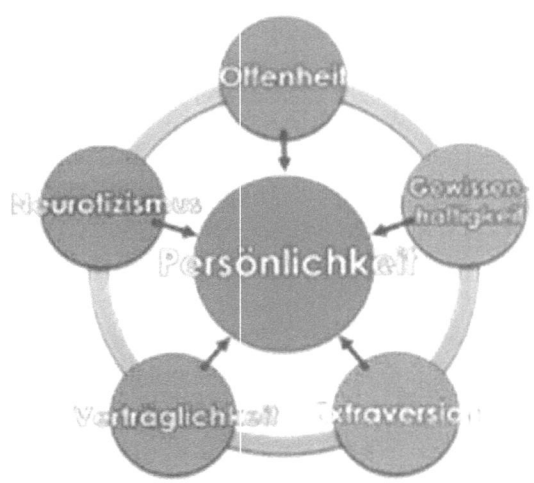

<u>Openness,</u> Offenheit für Erfahrungen: Personen mit hohen Offenheitswerten geben an, dass sie ein reges Phantasieleben haben, künstlerisch veranlagt und experimentierfreudig sind. Menschen mit dieser hohen Ausprägung sind eher bereit bestehende Normen kritisch zu hinterfragen, auf neuartige Wertvorstellungen einzugehen, unkonventionell und bevorzugen Abwechslung. Mit einer schwach ausgeprägten Offenheit bevorzugt man das bewährte und bekannte.

<u>Conscientiousness,</u> Gewissenhaftigkeit:
Menschen mit hohen Werten in Gewissenhaftigkeit handeln organisiert, sorgfältig, planend und sind zuverlässig. Dieser Faktor steht für Selbstkontrolle und Zielstrebigkeit.

<u>Extraversion,</u> Geselligkeit: Extravertierte Menschen mögen die Gesellschaft von Menschen, sowie zwischenmenschliche Kontakte,
Menschen mit niedrigen Werten sind introvertiert und zurückgezogen.

<u>Neurotizism,</u> emotionale Labilität und Verletzlichkeit:
Menschen mit hohen Neurotizismuswerten berichten häufiger von negativen Gefühlszuständen und vielen Sorgen, sie beschreiben sich als nervös, unsicher, oder ängstlich. Diese Menschen sind stressanfälliger aber auch eher empathisch.

Die gefundenen Faktoren dienten als Grundlage für Persönlichkeitstests, etwa den NEO-PI-R der mit 240 Items ein sehr umfassender Test ist. Dort wurden die fünf Faktoren jeweils noch in sechs Unterskalen -auch Facetten genannt- unterteilt:

- Neurotizismus: Ängstlichkeit, Reizbarkeit, Depression, Soziale Befangenheit, Impulsivität und Verletzlichkeit
- Extraversion: Herzlichkeit, Geselligkeit, Durchsetzungsfähigkeit, Aktivität, Erlebnishunger und Frohsinn

- Offenheit: jeweils Offenheit für Fantasie, Ästhetik, Gefühle, Handlungen, Ideen und bezüglich des Normen- und Wertesystems

- Gewissenhaftigkeit: Kompetenz, Ordentlichkeit, Pflichtbewusstsein, Leistungsstreben, Selbstdisziplin und Besonnenheit

- Verträglichkeit: Vertrauen, Freimütigkeit, Altruismus, Entgegenkommen, Bescheidenheit und Gutherzigkeit

Jede Frage im Test wird mittels einer fünfstufigen Likert-Skala beantwortet.

Die Likert-Skala ist eine graduelle Antwortskala, auf der die Befragten ihre Einstellung zu einem bestimmten Thema über 5 Antwortmöglichkeiten von „stimme voll zu", „stimme teilweise zu", „weder-noch", „trifft eher nicht zu, „trifft überhaupt nicht zu", angeben.

Bei der Auswertung werden Punktesummen für jede der Dimensionen errechnet und mit den Normwerten im Handbuch verglichen.

Die Big Five wurden durch eine Vielzahl an Studien belegt und die letzten zwanzig Jahre in über 3000 wissenschaftlichen Studien verwendet.

Wie wird Diagnostik heute gemacht/verlangt?

Beispiel Depression

Ich beginne mit einem Beispiel. Die Diagnose der Depression wird anhand von folgenden Symptomen gestellt.

Es sind drei Hauptsymptome definiert:

1. Gedrückte, depressive Stimmung

2. Interesseverlust und Freudlosigkeit

3. Antriebsmangel und rasche Erschöpfbarkeit

Dazu kommen Zusatzsymptome wie:

1. Verminderte Konzentration oder Aufmerksamkeit

2. vermindertes Selbstwertgefühl

3. Schuldgefühle und Gefühle von Minderwertigkeit

4. Hoffnungslosigkeit, Hilflosigkeit oder tatsächliche Hilflosigkeit

5. Suizidgedanken oder -handlungen

6. Schlafstörungen

7. verminderter Appetit

Wenn mind. zwei der Hauptsymptome und mind. zwei Zusatzsymptome mehr als zwei Wochen vorliegen, spricht man von einer Depression. Das kommt schon ziemlich medizinisch und wissenschaftlich rüber. In Wirklichkeit ist es aber nur die Beschreibung eines Phänomens an der Oberfläche. In der Dermatologie spricht man von Effloreszenzen, d.h. ein Aufblühen, eine oberflächliche Erscheinung einer Erkrankung.

Wenn wir nun sehen, dass eine psychische Krankheit nur über deren Symptome definiert wird, wird auch die Behandlung nur eine Symptombehandlung sein. Diagnostik anhand von Diagnosekategorien, wie sie heute angewendet werden, dient allerhöchstens dem Einteilen von Störungen, ist aber in der Therapie kaum von Nutzen. Als Therapeut fragt man, was den Patienten bedrückt, wie seine familiäre und berufliche Situation aussieht, wie seine Lebensgeschichte war. Die Diagnostik begnügt sich mit der Einordnung von Merkmalen, die erfüllt sein müssen für eine Diagnose.

In der aktuellen 5. Ausgabe des DSM sind 374 psychische Störungen aufgelistet. Aber sind nur diese. Was wenn jemand etwas hat, das noch nicht beschrieben wurde? Was auch fehlt in den Diagnosesystemen ist die Beschreibung einer gesunden Psyche. Als Psychiater ist man dann oft geneigt, in allem eine Störung zu vermuten.

Drei Säulen-Diagnostik

1. Klinisch-psychiatrische Diagnostik dient primär der Identifikation psychopathologischer Symptome und Syndrome, der Identifikation psychischer Störungen und damit der Beschreibung des psychischen Zustands eines Patienten und der Analyse seiner Probleme.

Die klinisch psychiatrische Diagnostik wird ergänzt durch die somatisch-medizinische Diagnostik.

2. Klinisch-psychologische Diagnostik hat ihren Schwerpunkt in der Störungsbeschreibung und Störungs- und Problemanalyse, sowie der Quantifizierung von Ausprägungen und Merkmalen, sowie in der Veränderungsdiagnostik.

Je nach Fragestellung wird die klinisch-psychologische Diagnostik ergänzt durch spezifische psychodiagnostische Verfahren (z.B. Neuropsychologische Diagnostik, Persönlichkeitsdiagnostik, etc.).

Im Gegensatz zur *kategorialen* psychiatrischen Diagnostik bezeichnet man die klinisch-psychologische Diagnostik auch als *dimensionale* Diagnostik. Wenn psychische Merkmale einer Person entlang eines Kontinuums erfasst werden, dann lassen sich diese nicht eindeutig von normalem Verhalten abgrenzen. Die Quantifizierung psychischer Störungen als Schweregrad erfolgt in der Regel über psychometrische Verfahren, Selbst- und Fremdbeurteilungsbögen, in denen die Auswertung nach bestimmten Kriterien (Überschreitung von Schwellenwerten, Interpretation der jeweiligen Merkmalsausprägungen anhand von Normwerten) vorgenommen wird.

Dimensionale Diagnostik bildet psychische Störungen differenzierter ab als *kategoriale* Diagnostik, setzt aber eine hohe fachspezifische Kompetenz über die Anwendung, Durchführung und Auswertung der jeweiligen psychodiagnostischen Verfahren voraus.

3. Orientierungsspezifische Diagnostik: Jeder Psychotherapeut wird die Leidenszustände der Patienten in die Sprache und Werkzeuge seiner therapeutischen Orientierung übersetzen. Dieses Vorgehen wird daher auch als orientierungsspezifische Diagnostik bezeichnet.

In der allgemein angewandten Diagnostik fehlt die interaktionelle sowie die Ressourcendiagnostik, so dass gegenwärtig die drei erwähnten Konzepte (psychologische, psychiatrische, orientierungsbezogene Diagnostik) die hauptsächlichen Elemente der zur Zeit angewandten psychiatrisch-psychologischen Diagnostik repräsentieren.

Kritik an der Psychiatrisierung/Medizinalisierung der psychologischen Diagnostik

Ich muss an dieser Stelle noch einmal Kritik anbringen: Anti-Psychiatrie ist ja im Kern auch eine Kritik an der Psychiatrie. In der zweiten Medizinalisierung der Diagnostik machte man aus dem Gehirn ein Organ wie jedes andere, das ist ein wichtiger Kritikpunkt. Man stellt die Psyche neben 21 anderen Kapiteln, und behandelt sie, als wäre sie ein Organ, das verstanden hätte, wie die gesunde und wie die kranke Funktion aussähe. Das Kapitel 5 für die Psyche steht zwischen den Stoffwechselerkrankungen und den Erkrankungen des Nervensystems. Dabei kann man kaum eine psychische Erkrankung an objektiven Kriterien festmachen.

Bei körperlichen Erkrankungen kann man aus der Diagnose relativ gut abschätzen, was man als Therapie machen muss und wie hohe Kosten zu erwarten sind. Ein Gelenkersatz mit einem künstlichen Gelenk ist zum Beispiel bei der Hüfte komplizierter als beim Knie, und deshalb auch teurer. In Spitälern in der Schweiz wie auch in Deutschland arbeitet man mit diagnosebezogenen Vergütungen. Entsprechend erhält ein Spital für eine Hüftprothese mehr Geld als für eine Knieprothese.

Wenn wir bei psychischen Erkrankungen z.B. eine Depression betrachten. Wer sagt, dass wenn jemand mit einer schweren depressiven Episode im Spital ist, mehr Behandlung benötigt und diese mehr kostet, als bei jemandem mit einer mittelgradigen Episode? Vielleicht hat ersterer ein gutes, tragendes Umfeld, das ihn nach Klinikaustritt gut weiterbetreut, und ein verständnisvoller Arbeitgeber ermöglicht ihm einen Wiedereinstieg in dem Mass, wie er dazu in der Lage ist. Vielleicht lebt zweiterer alleine, hat niemanden, der ihn unterstützt, vielleicht wurde ihm seine Arbeitsstelle gekündigt und es steht ein langer Weg der beruflichen Wiedereingliederung bevor. In der Psychiatrie kann man also aus der Diagnose, und nicht einmal aus dem Schweregrad ableiten, darauf schliessen, wie intensiv eine Behandlung sein wird, wie lange sie dauern wird, und wie viele Kosten sie verursachen wird.

Problematisch ist grundsätzlich die Trennung von Diagnostik und Therapie. Diagnostik passiert oft am Anfang, oft wenn keine Beziehung aufgenommen wird zu dem Menschen, der diagnostiziert wird. In der Diagnostik wird oft verlangt, objektiv zu sein, der Untersucher soll unabhängig und somit auch nicht in Beziehung zum Patienten treten. In der Therapie ist aber das In-Beziehung-Stehen von zentraler Bedeutung für eine Veränderung des Patienten. Diese Trennung von Diagnostik und Therapie ist ein Hauptproblem, einerseits weil Objektivität gar nicht möglich ist, und andererseits vor allem in Hinblick auf die Stigmatisierung und Selbst-Stigmatisierung mit einer Diagnose. Patienten definieren sich dann über die Diagnose.

Neurodiversität – sich erkennen

Während der Trend in den international anerkannten Diagnosesystemen zu immer noch mehr Diagnosen und Krankheiten geht, wenden sich die Vertreter der Neurodiversität gegen jede Form der Pathologisierung. Neurobiologische Unterschiede sind demnach als eine menschliche Disposition unter anderen zu betrachten.

Die Autistin Temple Grandin (in Silbermann, Geniale Störung) hat hervorgehoben, dass Menschen mit kognitiven Abweichungen von der Norm Beiträge zur Gesellschaft leisten können, wozu Normale nicht fähig sind.

Autismus, ADHS und Legasthenie solle man daher verstehen als eigenes Seins- und vollkommen andere Lebensart, anstatt sie als pathologischen Zustand bzw. Syndrom zu diagnostizieren.

Manche Neurodiversitätsaktivisten gehen daher soweit die sogenannte Norm als Störung zu bezeichnen. Demnach könne man das *„Neurotypische Syndrom"* als eine neurobiologische Störung diagnostizieren, die sich in extremem Sozialverhalten, Wahnvorstellung von der eigenen Überlegenheit und zwanghafter Herbeiführung von Gleichförmigkeit äussere; Therapien seien derzeit nicht bekannt.

Menschen aus dem Autismusspektrum erleben die neurotypische Welt als unvorhersehbar und chaotisch, laut und aufgedreht, wenig bewusst und wenig exakt. Menschen aus dem Autismusspektrum können mit oberflächlichen Spielen nichts anfangen und man kann ihnen nichts vormachen. Autismus gehört seit jeher zur menschlichen Spezies, auch wenn die betroffenen Menschen häufig an den Rand der Gesellschaft gedrängt wurden.

Da Autismus und ADHS neurobiologische Eigenheiten aufweisen die offensichtlich Sinn machen für die Evolution, können sie eigentlich nicht als psychische Störungen bezeichnet werden.

> *Ein einleuchtendes Beispiel: Derjenige, der in der Steinzeit hunderte Steine gegeneinander geschlagen hat, bis es Funken gesprüht hat, und somit Feuersteine entdeckt hat, war mit grösster Wahrscheinlichkeit ein Autist. Wo wäre die Menschheit heute ohne diesen Beitrag dieses besonderen Menschen?*

Eher sollten wir uns um eine Welt kümmern, die den Bedürfnissen und besonderen Talenten der unterschiedlichsten Menschen entgegenkommt. Wir sollten auf Stärken setzen anstatt auf Defizite.

Autismus und ADHS-Diagnosen haben die letzten Jahre stark zugenommen, weswegen gerne von Modediagnosen gesprochen wird. Ich glaube eher, dass sich unsere Welt in eine Richtung entwickelt hat, in der diese Menschen nicht mehr zurechtkommen und entweder rausfallen, oder krank werden indem sie zusätzliche psychische Erkrankungen entwickeln.

Bei Autismus oder ADHS besteht eine extreme Kontextabhängigkeit. Unter bestimmten Bedingungen, etwa in einer Beschäftigung die ihren oftmals besonderen Begabungen entspricht, funktionieren sie vielleicht besonders gut. Wenn sich aber diese Bedingungen, etwa durch eine Umstrukturierung im Betrieb, verändern, sind sie oft die letzten die das realisieren. Vielleicht weil sie bisher ihre Nische hatten, oder in hochspezialisierten Bereichen tätig waren.

Ein persönliches Beispiel dazu (Andreas): Mein Vater stand bei Mercedes Benz 40 Jahre an einer mechanischen Drehbank und stellte in enger Zusammenarbeit mit den Entwicklungsingenieuren Kleinteile her, die auf hundertstel Millimeter genau sein mussten. Das war seine Welt, er war der Beste in seiner Abteilung, aber deswegen auch nicht sehr beliebt. Er hat sich nicht für Small-Talk interessiert, überhaupt war er ein Einzelgänger, vielleicht sogar ein „Sonderling", der unverblümt seine Meinung sagte. Als er 55 war, also ungefähr so alt wie ich, wurde die Abteilung in der er tätig war umstrukturiert, und weil er seit ein paar Jahren an Epilepsie erkrankt war, wurde er mit einer Abfindung in die Frührente geschickt. Aber er hatte Glück: Mein Bruder hatte gerade begonnen, ein eigenes Geschäft aufzubauen, und konnte die besonderen Fähigkeiten unseres Vaters gut brauchen. Mein Vater hat dann gewissermassen seinen alten Arbeitsplatz in den Keller des Hauses verlegt in dem ich aufwuchs. Dort hat er noch 15 Jahre für meinen Bruder weitergearbeitet. Er hatte Glück, so wie mein Bruder und natürlich meine Mutter, die ansonsten mit ihm durchgedreht wäre.

Ich habe auch Glück, weil ich hier im Feld der Gemeinschaft leben darf. Vor ein paar Wochen habe ich, einerseits um mich mitzuteilen, andererseits als Einstimmung auf den Kongress, einen Gemeinschaftsbrief geschrieben. Daraus will ich jetzt einen Auszug vorlesen:

Wir sind alle aufeinander angewiesen:

Dass Du mir einen Platz gibst,

dass ich Dich sehe und würdige,

dass Du zu mir stehst,

dass ich mit Dir ehrlich bin und mich ganz zeige

und Du um meine Schwächen und Verletzlichkeit weisst…

usw.

Wir sind alle als Patienten und Heilung suchende hierher in das Feld der Gemeinschaft gekommen.

Wären wir nicht verloren gegangen, gestrandet, depressiv, süchtig oder verrückt geworden? Und unsere Kinder und Jugendlichen, die beeinträchtigten, hochbegabten, autistischen, hochsensiblen…?

Jeden Tag sehe ich aufs Neue unsere Aufgabe. Wenn ich da ganz reingehe, dann ist das schon mind-blowing… "Liebe in der Psychiatrie" – das löst bei mir zuerst einmal unangenehme Gedanken und Gefühle aus.

Wie ein Schlag in die Fresse – mit Assoziationen an geschlossene Psychiatrie, Elektroschocks, Gummizelle, Zwangseinweisung und Medikamente.

Wie kann man Liebe und Psychiatrie überhaupt zusammenbringen?

Echte Psychotherapie

Wie sehen die Grundpfeiler der Echten Psychotherapie auf die Psychiatrie und die ambulante Versorgung psychiatrischer Patienten angewandt aus?

- EP kennt ganz normales In-Beziehung-Stehen als einzige Intervention

- Der Patient ist der Experte (für sein Leben)

- Liebe heilt. Ein durch Liebe gestaltetes Umfeld heilt.

- Wirklichkeit erkennen (lernen)

Grenzen der Neurodiversität: wenn jemand eben doch „krank" ist. (Dann braucht's den Psychiater)

Wenn Menschen unter Ihnen mit schwer psychisch Kranken zu tun haben, dann werden Sie wahrscheinlich beim Stichwort „Neurodiversität" insistieren. Sie werden wahrscheinlich als Argument ins Feld führen, dass schwer psychisch Kranke besondere Hilfe benötigen und dass das Zusammenleben mit ihnen alles andere als einfach ist. Neurodiversität würden Sie dann wohl als Euphemismus, als Schönfärberei empfinden. Da haben Sie durchaus Recht. Neurodiversität bezieht sich primär auf Entwicklungsbesonderheiten wie *Autismus, AD(H)S, Dyskalkulie, Legasthenie* und *Dyspraxie.* Bei psychiatrischen Erkrankungen wie Schizophrenie, bipolare Störung oder auch schwere Persönlichkeitsstörungen fehlt es den Menschen meist an der Fähigkeit zur Selbsterkenntnis, und damit können sie auch nicht ihr Leben mit Rücksicht auf ihre Einschränkungen einrichten. Das heisst aber keineswegs, dass diese Menschen in psychiatrischen Einrichtungen leben müssen. Es ist dann einfach erforderlich, dass die nahen Bezugspersonen die Einschränkungen kompensieren oder abfedern, sofern man ständige Konflikte vermeiden möchte.

Von Behinderungen und Störungen

> *Vor einigen Jahren ist mir (Andreas) meine eigene Behinderung klar geworden. Ich habe mein ganzes Leben unter einem Mangel an Selbstkontrolle und Selbstorganisation gelitten. Schon in der Kindheit versuchte ich zu verstecken, dass ich bestimmte Dinge nicht geregelt bekomme. Ich war sehr vergesslich, unbeholfen und ungeschickt. Weil ich meine Schnürsenkel nicht binden konnte, habe ich im Turnunterricht gewartet bis alle weg waren und bin dann als letzter nach Hause gegangen.*

> *Auf der einen Seite habe ich spezielle Begabungen andererseits bin ich oft desorganisiert und kann nicht gut vorausplanen. Ich konnte diesen Widerspruch nicht erklären und war mir selbst ein Rätsel, welches ich auch mit Willenskraft nicht zu lösen vermochte. Je mehr ich mich anstrengte, desto schlimmer wurde alles.*

> *Nicht alle Menschen funktionieren eben „neurotypisch" (also „normal"), sondern sind autistisch, hochsensibel, oder – wie ich – von einer ADHS betroffen.*

Viele der nichtbehinderten „normalen" Menschen scheinen auch Störungen zu haben, die ihnen jedoch oft nicht bewusst sind. Am schlimmsten ist es dort, wo viele Selbstbilder den Zugang zur Wirklichkeit versperren, und den Prozess der Selbsterkenntnis blockieren. Im Extremfall lebt man dann wie in einer Blase aus Vorstellungen und Bildern. Ohne es zu merken.

Und es gibt so schwere Störungen wie grossen Geiz, fehlendes Mitgefühl, Rechthaberei und Überheblichkeit. Oder Egoismus und ausbeuterisches Verhalten: Immer den eigenen Vorteil bis zum Anschlag ausreizen, aber den Preis dafür nicht bezahlen wollen.

Ist es nicht Zeit für ein neues Diagnosesystem?

Entstehung von Krankheit bei Menschen die nicht neurotypisch sind

Menschen die aufgrund ihres Andersseins nicht mehr ins System hineinpassen, werden eher krank und entwickeln psychische Störungen.

Die „Krankheit" entsteht dann sehr häufig durch sogenannte komorbide Störungen, die oft den eigentlichen Grund für die Zuweisung oder den Leidensdruck darstellen. Man muss daher davon ausgehen, dass in vielen Fällen eine ADHS des Erwachsenenalters durch andere Störungen quasi maskiert wird. Diese Patienten erscheinen dann wegen Angststörungen oder Depressionen in der psychiatrischen oder psychotherapeutischen Praxis.

Man weiss in der Zwischenzeit, dass – im Vergleich mit Menschen die nicht von einer ADHS betroffen sind – die Vulnerabilität für Süchte, affektive Störungen und bestimmte Persönlichkeitsstörungen um ein Vielfaches erhöht ist.

Ohne psychiatrisch-psychodiagnostische Abklärung der neuropsychologischen Besonderheiten besteht die Gefahr von Fehlbehandlungen mit traumatischen Konsequenzen für die Betroffenen.

Psychiatrisch-Psychologischen Diagnosen fehlt die Relevanz für die Psychotherapie. Ich bin nicht gegen Diagnosen und auch nicht gegen Medikamente, jedoch erscheint mir die Herausforderung die eine Verhaltensweise für den Patienten darstellt sehr viel wichtiger als ihr Abweichen von einem Idealbild für psychische Gesundheit.

Die Unterschiede zwischen normal und unnormal sind praktisch ohne Relevanz, viel wichtiger sind die jeweiligen Ressourcen und die Verwirklichung persönlicher Ziele.

So sind von ADHS betroffene Menschen oft intelligent und kreativ. Sie benötigen Abwechslung, wollen selbstbestimmt arbeiten und können ihr Potential gut in Wettbewerbssituationen ausschöpfen. Für sie ist es wichtig die eigenen Stärken zu kennen und die Verantwortung für die eigenen „Schwächen" zu übernehmen.

Um den Betroffenen ihr Anderssein quasi zu bestätigen ist profunde Psychodiagnostik bei der Diagnosestellung von ADHS und Autismusspektrumsstörungen eminent wichtig. Die dadurch stattfindende Entlastung ist oftmals bereits der wichtigste Schritt- die in Anpassung und Überforderung gebundene Energie wird frei um das Beste aus den angeborenen Begabungen zu machen und zugleich mit den Herausforderungen fertig zu werden.

Sie können nach der Diagnose damit beginnen die bestehenden Unterschiede in den kognitiven Verarbeitungsprozessen zwischen ihnen und ihrer Umwelt zu erforschen. Indem sie ihr Anderssein akzeptieren können authentischer und freier werden- sie werden zu dem was sie eigentlich sind.

Neurodivers oder gestört?

Aber wie ist das nun bei den anderen psychiatrischen Diagnosen, etwa bei Depressionen?

Macht hier das Konzept der Neurodiversität überhaupt Sinn?

Tatsächlich wurden genetische Komponenten für die Entstehung von Depressionen, wie etwa Mutationen in Genen die für Serotonin und Noradrenalin verantwortlich sind, gefunden. Aufgrund der Gen-Umwelt-Interaktion können solche sog. Vulnerabilitätsgene kompensiert werden. Hilfreich dabei sind vor allem soziale Interaktionen, die Pflege eines aktiven Lebensstils und insbesondere die Ausbildung von Achtsamkeit. Ganz im Moment präsent zu sein ist der beste Schutz vor Depressionen und damit *der* Resilienzfaktor.

Vor allem in strukturierter und anregender Umgebung findet ein ständiger Lernprozess statt. Während Depressionen zu neurodegenerativen Prozessen im Gehirn, insbesondere im Hippocampus führen, erhöht sich durch Anpassung an immer neue Herausforderungen die Anzahl und Lebensdauer der Nervenzellen.

So wie Neurotypen können auch Autisten oder von ADHS betroffene Menschen depressiv werden. Wenn sie davon geheilt werden, bleiben die besonderen Begabungen und Eigenheiten dieser Menschen, oder treten allenfalls sogar noch mehr hervor.

Diagnostische Betrachtungen am Beispiel von Mehrfachbeziehungen

In unserem Feld, aber auch darüber hinaus, sehen wir bei Menschen, die sich an Mehrfach-beziehungen heranwagen, Verhaltensweisen, Schwierigkeiten und Symptome, die neue oder zusätzliche diagnostische Hinweise liefern können. Wir greifen dabei auf eine entwicklungspsychologische Einteilung von Sigmund Freud zurück. Er unterteilte die frühkindliche Entwicklung in die orale, die anale und die ödipale oder phallische Phase. Die orale Phase hat ihren Namen von den oralen Bedürfnissen eines Säuglings, der Nahrungsversorgung durch das Stillen. Dabei steht die Zweierbeziehung zwischen Mutter und Kind, das Versorgt- und Beschützt-werden im Zentrum.

Die anale Phase bekam ihren Namen, weil mit zunehmender Bewusstwerdung und Steuerung der Ausscheidungen das Kind einen grossen Schritt zur Selbstständigkeit macht und mehr und mehr selber bestimmen lernt. Psychologisch geht es in dieser Phase um den Eigenwillen, um das „Nein", das Sich-Abgrenzen gegenüber der Mutter, das Lösen der symbiotischen Beziehung zu ihr.

Die ödipale oder phallische Phase geht mit der Entdeckung der Geschlechtsorgane und der Unterschiede zwischen Mann und Frau einher. Sigmund Freud postulierte als erster die entwicklungsmässig in dieser Phase übliche Anziehung zum gegengeschlechtlichen Elternteil und Rivalität mit dem gleichgeschlechtlichen. Samuel Widmer beschreibt diese Phase als ein erstes Lernfeld für die sogenannte Dreiecksfähigkeit. Es ist eine unvermeidliche Lernsituation. Es sind drei Personen da, das Kind liebt beide Eltern, beide Eltern lieben das Kind und sich gegenseitig (im Idealfall). Die Meisterung dieses Entwicklungsschritts einhergehend mit der vollständigen Integration dieser Tatsache, dass diese drei Personen nun mal da sind, würde die Frage erübrigen, die sich in erwachsenen Dreieckskonstellationen oft stellt. Nämlich, ob man nun zu dritt oder nur zu zweit will. Eine solche Wahl gibt es in der ursprünglichen Dreieckssituation gar nicht.

Wie sehen Dreieckskonstellationen unter Erwachsenen aus, welche Schwierigkeiten beobachtet man, wenn jemand der Beteiligten eine Schädigung in einer frühkindlichen Phase erlitten hat oder in einer der Phasen nicht ausreichend gereift ist?

In der ganz frühen, nachgeburtlichen Entwicklung geht es überhaupt erstmal ums Da-Sein. Damit man in einer Zweierbeziehung einsteigen kann, muss man erst da sein, präsent sein. Menschen mit Verletzungen in dieser ganz frühen Phase (erste Lebenstage) neigen zu autistischen oder schizoiden Merkmalen. Schizoid bedeutet in etwa kühl, distanziert, emotionslos, eigenartig, abgespalten. Autistische oder schizoide Menschen sind in einer Beziehung emotional wie nicht ganz anwesend. Zwar fehlen ihnen durchaus nahe, intime Kontakte, aber der Mangel vermag in ihnen keinen Bogen zu spannen, um diesem Bedürfnis nachzugehen. Sie spalten eher ab.

Ein Mensch mit Schädigungen in der oralen Phase würde ständig um sein Versorgt-sein bangen. Die Gefühle sind entsprechend von existentieller Bedrohung, er oder sie brauchen das Gegenüber zur Selbststabilisierung. Ohne die Aufarbeitung und Integration der ursprünglichen Verletzung ist an eine Dreiecksbeziehung nicht zu denken. Eine andere Ausprägung kann die eines süchtigen Charakters sein, ein Nie-genug-bekommen von allem, eine emotionale und auch sexuelle Unersättlichkeit.

Bei Schädigungen in der analen Phase kann es sein, dass die betreffende Person zu wenig ausgebildet hat, zu spüren, wer sie ist, was sie will und was sie nicht will. Befindet sich eine solche Person in einer Dreiecksbeziehung, sind die Gefühle existentieller Bedrohung nicht ganz so ausgeprägt, nicht so dauerhaft wie im vorhin beschriebenen Fall. Es kann aber sein, dass so jemand ziemlich unter die Räder kommt, weil er oder sie, den eigenen Willen nicht gut wahrnehmen und auch nicht zum Ausdruck bringen kann. Und weil ein klares „Nein" nicht möglich ist, ist auch kein klares Ja möglich. Fälschlicher wird dann das fehlende „ganze" Ja als fehlende Liebe aufgefasst, was in Wirklichkeit einer fehlenden Ausdrucksfähigkeit der tatsächlich vorhandenen Gefühle geschuldet ist. Geht ein Kind zu stark aus der analen Phase hinaus, hat es also zu wenig Führung und Grenzen erfahren, würde sich der Charakter in Starr- und Sturheit, einen übermässigen Bestimmen-wollen, bei gleichzeitigem Geiz mit den eigenen Gefühlen und Liebeszuwendungen, oder in einer Reinlichkeitsfixierung auszeichnen.

Ein reifer Abschluss der ödipalen Phase geht nicht nur mit dem Verzicht auf den gegengeschlechtlichen Elternteil als möglicher Sexualpartner einher, wie dies Sigmund Freud beschrieben hat, sondern in der Transformation der Libido von der sexuellen auf die Herzebene, wo sich die Lösung zum Zu-dritt-sein in der Liebe findet. Der Typus des „ödipalen Gewinners" entsteht, wenn der gleichgeschlechtliche Elternteil aus der Eltern-Kind-Triade hinaus gedrängt worden ist, und das Kind (zumindest emotional) den Platz des Partners, oder der Partnerin eingenommen hat. Solche Menschen neigen dazu im Erwachsenenalter immer wieder in bestehende Paarbeziehungen hineindrängen zu wollen, es sind die ewigen Liebhaberinnen und Liebhaber.

Nach diesen Ausführungen wird klar, dass das Sich-Einlassen auf eine Dreiecks- oder Mehrfachbeziehung tiefgreifende Entwicklungsverletzungen, -defizite oder -störungen an Licht bringen können. Einerseits kann dies „neues Material" für eine Psychotherapie ergeben, andererseits kann es zu einer inneren Auseinandersetzung mit der Frage, ob dieser Umstand heilbar ist oder man es als „Behinderung" akzeptieren muss, führen.

Quellen zu diesem Vortrag:

Allport, G. W., & Odbert, H. S. (1936). Trait-names: A psycho-lexical study. Psychological monographs, 47(1), i.

Hasler, F. (2014). Neuromythologie. In Neuromythologie. transcript-Verlag.

Silberman, S. (2016). Geniale Störung: Die geheime Geschichte des Autismus und warum wir Menschen brauchen, die anders denken. Dumont Buchverlag.

Szasz, TS (1960). The Myth of Mental Illness. The American Psychologist, 15(2): 113–118. Deutsche Übersetzung auf https://www.szasz-texte.de/texte/mythos-geisteskrankheit.html (20.12.2019)

https://www.youtube.com/watch?v=xYemnKEKx0c, abgerufen am 20.06.2021, Die Geschichte über einen Mann, der eine psychische Krankheit vortäuscht hatte, um einer Gefängnisstrafe zu entgehen, und dann in der psychiatrischen Klinik nicht mehr beweisen konnte, dass er gesund ist.

Liebe in der Psychiatrie?

Gedanken zu einem nicht gehaltenen Vortrag über die Geschichte und wichtige Begriffe der Psychiatrie und Psychotherapie, Avanti-Kongress 2021

von Rahel Nicolet

So ein Kongress wie der diesjährige Avanti-Kongress, der fünfte und zum Thema *Liebe in der Psychiatrie*, beschäftigt alle, die sich daran beteiligen, schon ganz, ganz lang im Voraus: das Organisatorische und Logistische, das aufgegleist werden muss, das Finden von Thema, Referenten, Inhalten, dieses Jahr speziell auch die Fragen, die sich rund um die Corona-Lage stellten – Entscheidungen, ob und unter welchen Bedingungen der Kongress stattfinden kann und soll, ob online eine Alternative zum physischen Zusammensein wäre, wie die Schutzkonzepte aussehen sollen usw. usf. Und neben solchen Gesamt-Kongress-Fragen setzt sich jeder Beteiligte eben auch ganz persönlich auseinander mit dem, was wir hier kreieren wollen. Obwohl ich dieses Jahr wenig am Schaffen der notwendigen Strukturen beteiligt war und das glücklicherweise andere gestemmt haben, war die Vorbereitung auf den Kongress für mich diesmal ein intensiver Prozess. Davon möchte ich euch ein wenig erzählen ...

Liebe in der Psychiatrie – ein Thema, das mich, seitdem es im Raum stand als Kongressthema, angesprochen hat. Interessiert. Und irgendwie auch gehemmt und vor ein grosses inneres Fragezeichen gestellt. *Liebe in der Psychiatrie?* Zunächst ein zu grosses Thema. Stattdessen: *Psychiatrie?* Bevor ich mich der Liebe in der Psychiatrie zuwenden konnte, musste ich überhaupt erst herausfinden, was Psychiatrie bedeutet. Das klingt vielleicht banal. Wir haben alle Bilder im Sinn, wenn wir Psychiatrie hören. Sei es etwas aus dem Assoziationsfeld *Irrenhaus, weggesperrt, düster und einschüchternd* oder *Klinik irgendwo im Grünen, Museumskunst von psychisch Kranken* bis hin zu *Hilfe erhalten, gesund werden* oder was sich halt sonst in jedem unserer Köpfe zu diesem Thema abgelegt findet. Und trotzdem: Wahrscheinlich geht es vielen so, dass Psychiatrie ein Thema ist, das wir nicht wirklich fassen können und ein wenig verschwommen im Dunkeln liegt. Ein gesellschaftliches Tabuthema, würde ich sagen – weiterhin, obwohl die heutigen Psychiatrien viel tun, um diese Aura des Einschüchternden, Bedrückenden, Randständigen loszuwerden eben Museumskunst, Ausstellungen mit Werken hospitalisierter psychisch Kranker, das Öffnen der psychiatrischen Parkanlage für die Öffentlichkeit, Tage der offenen Tür usw.).

Mir zumindest ging das so und auch immer noch ein wenig. Noch vor kurzem – bereits damals als angehende Psychologin und Psychotherapeutin und schon, nachdem ich mehrere psychiatrische Einrichtungen aus verschiedenen beruflichen Perspektiven von innen gesehen hatte – wurde ich bei der Vorstellung, mit psychotischen, schizophrenen, narzisstischen und Borderline-Patienten zu arbeiten, ein wenig unsicher, konnte gerade benennen, was ein ambulantes von einem stationären Therapieangebot unterscheidet oder ähnliche strukturelle Dinge auseinanderhalten. Vor allem fragte ich mich, wie um Himmels willen ich denn anderen Menschen helfen könnte, zu sich selbst zu finden (Letzteres ist heute gewissermassen immer noch so und auch nicht verkehrt). Auf jeden Fall dachte ich, wenn es mir so geht, dass das Thema Psychiatrie Befremden auslöst, müsste das anderen auch so geher. Immerhin bin ich ja eben beruflich unterwegs mit dieser Thematik und lebe schon lange in einem Feld, in dem die Auseinandersetzung mit dem Assoziationsfeld *Therapie psychiatrischer Erkrankungen* ganz nah ist. Aus dieser Überlegung heraus und im Austausch mit anderen, die sich mit Ähnlichem beschäftigten, wuchs denn auch das Vorhaben, den Einstieg in den Kongress für die Teilnehmenden mit einem Vortrag zu vereinfachen, der einen Überblick schafft über die bisherige Geschichte und zumindest mal das grundlegende Vokabular der Psychiatrie und Psychotherapie. Ich habe also versucht, einen Blick zurückzuwerfen auf die Geschichte der Medizin, der Psychiatrie, der Psychologie und Psychotherapie: Was ist die Geschichte der erkrankten Teile unserer Gesellschaft? Was ist meine Geschichte, wo komme ich her als Psychologin?[3]

Psychische Erkrankungen waren wahrscheinlich Teil jeder Phase der Menschheitsgeschichte. Während wir aus manchen Naturvölkern früherer Zeit den Kranken- und Altenmord kennen – also das Töten «nicht mehr nützlicher» Gemeinschaftsmitglieder, die sich selber und die anderen Stammesmitglieder nicht mehr tragen können und zu einer Last oder Gefahr für das Überleben der Gruppe geworden sind – finden wir spätestens ab dem Altertum Erklärungsversuche und erste Behandlungsideen psychischer Erkrankungen. Zunächst wurden psychische Besonderheiten wohl als Folge von Flüchen, Sünden und dämonischer Besessenheit betrachtet und folglich versuchten vor allem Priester, Kräuterfrauen oder Schamanen, durch ihre Rituale und Pflanzenextrakte Heilung zu bewirken. Depression, Wahnvorstellungen und Delir wurden schliesslich im Altertum erstmals beschrieben – vom griechischen Arzt Hippokrates (ca. 460-370 v.Chr.). Als Ursache für diese psychischen Störungen erklärte er ein Ungleichgewicht zwischen den Körpersäften Blut, Schleim sowie der gelben und schwarzen Galle. Mit dieser Viersäftelehre galt Hippokrates als Begründer der Medizinwissenschaften und der Heilkunde. In der Römerzeit, so geht es z.B. aus Schriften Ciceros hervor, kamen als Behandlungsansätze bereits erste Gespräche mit den Patienten hinzu sowie Massagen, Diäten, Kopfwickel und Aderlässe, auch das Lesen von anspruchsvollen Texten, um den Verstand in Gang zu bringen, oder Aktivitäten wie Sport und Theaterbesuche, um den Einklang eines gesunden Körpers und Geists zu fördern.

Wer auf diese Art der Therapie nicht ansprach, wurde weggesperrt. Zunächst mit Verbrechern, Landstreichern, Armen usw. zusammen in Verwahrungs-, Zucht- oder Arbeitshäusern, sogenannten Narrentürmen oder Tollhäusern, und ab dem 12. Jahrhundert in erste Krankenhäuser für psychisch Kranke. In letzteren herrschten jedoch unwürdige Zustände. Die Patienten wurden angekettet, in Holzkisten gesperrt, gegen Entgelt einem Publikum vorgeführt und mit heftigsten körperlichen Methoden «behandelt» (Schlagen, Zwangsstehen, Hunger, Kälte, Hitze, Elektrizität, Drehstuhl usw. usf.). Während der Inquisition drohte den psychisch Kranken der Hexen- oder Zaubererttod, z.B. auf dem Scheiterhaufen.

Ab Ende des 18. Jahrhunderts entwickelte sich allmählich eine menschenwürdigere Psychiatrie-Bewegung. Der französische Psychiater Phillippe Pinel (1745-1826) etwa war der Erste, der eine psychiatrische Behandlung ohne Zwangsmassnahmen durchsetzte – ein Behandlungskonzept, das sich später in der von England ausgehenden «No-Restraint-Bewegung» niederschlug. Auch wurden so-

---

[3] Anne Lehnerer hat am letzten Avanti-Kongress 2019 einen wunderbaren Vortrag zu diesem Thema gehalten, der mir einen Anhaltspunkt gab für den Beginn meiner Suche. Und im Netz und Fachbüchern findet man dazu verschiedenste Zusammenstellungen. Da ich daraus nur zusammenfassend berichte und es sich ja eben um unser aller Geschichte handelt, verzichte ich auf Quellenangaben.

zialpsychiatrische Ansätze wichtiger, etwa eine handwerkliche Arbeits- bzw. Beschäftigungstherapie, soziale Veranstaltungen für die Patienten usw.

Gegen Ende des 19. Jahrhunderts versuchte man zunehmend, psychische Erkrankungen auf neurologische Veränderungen zu begründen. Die Psychiatrie wurde zur akademischen Wissenschaft und es wurden weitere Krankheitsbilder differenziert: Hysterie und Neurose wurden zu wichtigen Krankheitsbegriffen. Hypnose und Psychoanalyse wurden als Therapie eingeführt. Mit Sigmund Freud (1856-1939) wurde die Psychotherapie im heutigen Sinne geboren, zunächst seine Psychoanalyse, dann durch seine Schüler weiterentwickelte oder anders inspirierte Methoden wie Adlers Individualpsychologie, Jungs Analytische Psychologie oder Reichs Vegeto-Therapie bzw. Körperpsychotherapie. Später kam der Behaviorismus dazu, unter dessen Dach die ersten verhaltenstherapeutischen Ansätze entstanden, und in den 1940er Jahren entstand Carl Rogers klientenzentrierte Gesprächspsychotherapie (später personenzentrierte Psychotherapie). In den 50ern mündete die humanistische Psychologie in z.B. die Gestalttherapie. Es folgten Hypnotherapie, bioenergetische Analyse, Familientherapie (später systemische Therapie), bis schliesslich nicht mehr neue «Grundströmungen», sondern darin integrierte problemspezifische Therapieverfahren entwickelt wurden (z.B. körpertherapeutische Ansätze, holotropes Atmen, Familienstellen, usw.). Trotzdem blieb es auch in diesem Kapitel der Psychiatriegeschichte düster – Strombehandlungen von traumatisierten Erster-Weltkrieg-Soldaten (Kriegszitterer/Schüttelneurotiker), Hungersterben von zehntausenden Patienten in psychiatrischen Anstalten (ca. 70'000 im Ersten und ca. 80'000 im Zweiten Weltkrieg allein in Deutschland), gezielte Vernichtung «lebensunwerten» und «minderwertigen» Lebens, Experimente mit somatischen Behandlungsmethoden (z.B. Medikamenten- und Elektro-Schocktherapien, Lobotomie), Zwangssterilisation psychisch Kranker und geistig Behinderter zur «Verhütung erbkranken Nachwuchses» sowie der Tod von mindestens 250'000 psychisch Kranken im sogenannten Euthanasieprogramm des nationalsozialistischen Deutschlands sind zu nennen.

Zwischen 1948 und 1963 erschienen die ersten Medikamente der heute gebräuchlichsten Psychopharmakagruppen: Phasenprophylaktika ab 1948, Neuroleptika ab 1952, Antidepressiva ab 1957, Benzodiazepine ab 1960. Parallel dazu wuchs zwischen 1955 und 1975 eine antipsychiatrische Bewegung, die die Missstände in den psychiatrischen Einrichtungen und den gesellschaftlichen Umgang mit dieser Thematik kritisierte. Thematisiert wurden Zwangsbehandlungen und die Behandlungsmethoden insgesamt, die Stigmatisierung psychischer Krankheit, die Arzt-Patient-Beziehung, die gesellschaftliche Bedingtheit von psychischen Krankheiten bzw. der Beitrag der Psychiatrie zur Aufrechterhaltung des etablierten Gesellschaftssystems.[4] Mit der sogenannten Psychiatrie-Enquete, einem Bericht über die Lage der Psychiatrie in der Bundesrepublik Deutschland, wurde in den 70er Jahren der Ruf nach einer Veränderung in der Psychiatrielandschaft lauter und es kam zu verschiedensten Reformen.

Und wo haben diese hingeführt? Laut Julius Kurmann, ehemaligem Chefarzt der stationären Dienste der Luzerner Psychiatrie, zeigte sich in den letzten mindestens 30 Jahren der Psychiatriegeschichte mehr Licht. Er fasst die Hauptveränderungen so zusammen:

---

[4] Anne wird euch dieses Jahr in einem sicher wieder wunderbaren Vortrag mehr zur antipsychiatrischen Bewegung erzählen.

«Da hat sich eigentlich schon viel verändert in der Psychiatrie. Und ich würde mal sagen, es sind vier Aspekte, die ich benennen kann:

1. Die Selbstbestimmung und die Mitsprache des Patienten und der Patientin, die ist heute viel, viel grösser. Und das ist auch wichtig und dem muss man auch Raum geben.

2. Unser Blick ist nicht mehr nur immer auf die Defizite, also [das], was fehlt in einem Patienten, auf die Krankheit gerichtet, sondern viel mehr auf die Ressourcen.

3. Der Einbezug der Angehörigen. Das war früher überhaupt nicht der Fall und hat sich in den letzten Jahren stark verbessert, wir sind viel offener.

4. Wir arbeiten als Team. Die Zeiten des Einzelkämpfers sind vorbei. Ich kann das als Einzelperson gar nicht machen, bin da immer angewiesen. Sei es auf die Pflege, sei es auf andere Therapeuten und Therapeutinnen, damit man den Patienten strukturieren kann, dass man ihn in verschiedene Therapien integrieren kann. Das ist auch das, was einen stationären Aufenthalt überhaupt erst sinnvoll und wichtig macht und dazu führt, dass er überhaupt etwas bringen kann. Weil man eben gleichzeitig viele Angebote machen kann.»[5]

Inzwischen ist es so, dass sich je nach Zählung eine Fülle von mehreren hundert Psychotherapie-Richtungen differenzieren lässt. In der Psychotherapieforschung hat daher in den letzten Jahren die Suche nach verfahrensunabhängigen therapeutischen Wirkfaktoren an Gewicht gewonnen. Als wichtige Wirkfaktoren werden die Qualität der therapeutischen Beziehung, die Kompetenz des Therapeuten, die Kooperation des Klienten und dessen Offenheit für Veränderung sowie die Therapiedauer besprochen. Gleichzeitig wird von Forschern und Praktikern geäussert, dass der Fokus der Psychotherapie weiterhin zu stark auf den verwendeten Methoden und Techniken liege, und es wird gefordert, den Blick verstärkt auf die verfahrensunabhängigen Wirkfaktoren und Therapeuten- und Patientenvariablen zu lenken. Passend zu einer Therapiekonzeption, die solchen Forderungen zu Grunde liegt, haben sich in den letzten Jahren Werte wie Achtsamkeit, Wertschätzung, Akzeptanz, Echtheit als therapeutische Grundhaltungen verfeinert. Die *Echte Psychotherapie,* wie sie von Avanti formuliert wird, geht mit dieser Bewegung in der gesamttherapeutischen Bewusstseinslandschaft einher. Sie hat sich als eine Haltung der Menschlichkeit, der Liebe und der Einheit herausgebildet und gehört damit verfahrensunabhängig zu einer neuen Psychotherapie.

Die Geschichte der Psychiatrie lässt sich also grob einteilen in das Altertum, in dem psychische Erkrankungen als Wahnsinn betrachtet wurden, die Aufklärung, in der die Psychiatriegeschichte als solche mit dem Bemühen nach Systematik eigentlich ihre Anfänge nahm, und schliesslich seit Ende des 19. Jahrhunderts in die Psychiatrie als akademische Wissenschaft. Es scheint eine dunkle Geschichte zu sein. Viel Schmerz, viel Einsamkeit, viel Unverstandensein, viel Ohnmacht, Verwirrung scheint auf ihr zu lasten. Und dann vielleicht allmählich mehr Licht in den letzten dreissig Jahren ... *also gerade mal so lang, wie es mich gibt.* Das war für mich der spannendste Aspekt beim Durchforsten der Psychiatriegeschichte und auch zu realisieren, dass meine Geschichte als Psychologin und angehende Psychotherapeutin eben eine Medizin- und Psychiatriegeschichte ist. Dass die Geschichte der Psychotherapie eigentlich erst vor etwa 130 Jahren begann. Dass wir quasi von der Nicht-Behandlung zur medizinisch-körperlichen Betreuung gelangt sind und schliesslich die psychi-

---

[5] Kurmann, J. (2020): In der Psychiatrie hat sich sehr viel verändert. In: SRF Audio vom 06.12.20; https://www.srf.ch/play/radio/regionaljournal-zentralschweiz/audio/julius-kurmann-in-der-psychiatrie-hat-sich-sehr-viel-veraendert?id=d517abaf-41e1-4284-b46e-33faf9fd238e

schen Aspekte zunehmend berücksichtigt werden. Und vor allem, dass beide Disziplinen in der Art, wie sie uns heute bekannt sind, noch so jung sind. Die medikamentengestützte Psychiatrie, wie sie uns heute so wichtig ist, gibt es eigentlich erst seit rund 70 Jahren und die Psychotherapie im heutigen Sinne seit etwa 130 Jahren. Das passt auch zu ganz persönlichen Erfahrungen im Kliniksetting. Die Medizin steht stark im Vordergrund. Die Teams bestehen zu einem Grossteil aus Ärzten und Pflege, die Psychologen sind in der Unterzahl. Bei den Patientenbesprechungen geht es überwiegend um medizinische Aspekte der Patientengesundheit, weil die somatischen Aspekte viele Patienten zuerst beschäftigen und eine Bewusstwerdung und Gesundung im Geiste erst auf der Basis eines stabilen Körpers, manchmal eines abgefederten inneren Abgrunds möglich ist. Weil sie sich auf ein wirkliches Hinschauen jenseits der Symptombekämpfung oft nicht einlassen wollen. Aber mir scheint dennoch, auch aufgrund eines Machtgefälles zwischen den psychiatrischen Bereichen, dass dies aus unserer ursprünglich medizinischen Geschichte rührt.

Meine Beschäftigung mit der Psychiatrie-Geschichte ging einher mit einer Beschäftigung mit wichtigen Definitionen und Begriffen derselben. Es fand eine Wandlung der Krankheitsbegriffe statt, neue Diagnosen entstanden, Behandlungsansätze wurden entwickelt. Um euch diese Dinge ein wenig näherzubringen, wollte eine meiner Freundinnen den Vortrag mit mir zusammen am Kongress halten. Sie hätte wohl darüber berichtet, was wir überhaupt verstehen unter Begriffen wie Psyche, Bewusstheit, Unbewusstes, was die einzelnen psychischen Funktionen sind, wie ein Psychostatus aussehen kann, welche Störungen wir kennen in diesen Bereichen, welche es früher gab, welche heute relevant sind und wie wir sie zu erfassen versuchen, wo die Behandlungsideen ansetzen. Vielleicht hätte sie euch etwas zu den ethischen Herausforderungen erzählt im psychiatrischen Setting. Da wären Begriffe gefallen wie Urteilsfähigkeit, Fremd- und Selbstgefährdung, Verwahrlosung und fehlende Krankheitseinsicht. Vielleicht hätte sie dies alles anhand eines Fallbeispiels aufgegleist, euch vorgestellt, was eigentlich geschieht, wenn ein Mensch heute zur Behandlung in eine psychiatrische Klinik eintritt. Und falls uns die Zeit noch geblieben wäre, wäre sie möglicherweise auf die Frage zu sprechen kommen, wie die aktuelle psychiatrisch-psychotherapeutische Versorgungslage in der Schweiz überhaupt aussieht: ambulante Settings, teilstationäre, stationäre, das aufkommende Modell des Home-Treatments, das Fehlen von psychiatrischen Rehabilitations-Angeboten, von Angeboten für Menschen mit gewissen Bedürfnissen insgesamt. Damit wären wir bei unserer Vision einer gesunden psychiatrischen Landschaft angekommen. Unserer Vision und unserem aktuellen Erleben der Psychiatrie und der Spannung zwischen beiden, wie wir sie erleben …

Es kam aber anders. Anstatt uns weiter in die Begriffe und Themen der Psychiatrie zu stürzen, haben wir uns in die Innenschau begeben. Darüber, wie es uns ganz persönlich geht als Teil der heutigen Psychiatrie und im Gefühl, mit einem Bein in der gemächlich fortschreitenden, etablierten Psychiatriegeschichte zu stehen und mit dem anderen in einer antipsychiatrischen Bewegung. Oder vielleicht, wie es uns damit geht, uns sowohl den repressiven als auch den progressiven Kräften in der Menschheitsbewegung zugehörig und für das Licht in der künftigen Psychiatriegeschichte – oder Menschheitsgeschichte insgesamt – mitverantwortlich zu fühlen. Mich bringt das auf jeden Fall immer wieder in eine fragende, suchende, forschende Position: Wo stehen wir, wo wollen wir hin, was brauchen wir als psychiatrische Fachpersonen, was brauchen wir als psychiatrische Patienten, was brauchen wir als Gesellschaft, was brauchen wir als Menschen? Wie kann es sein, dass ich mich als

Teil der Psychiatrie fühle und bewege und wenn ich am Avanti-Kongress 2021, der Psychiatrie zum Thema hat, über die Vergangenheit, Gegenwart und Zukunft der Psychiatrie reden will, darum fürchten muss, von einem Strang der psychiatrischen Bewegung noch weniger gewollt zu sein, so dass ich mich am Ende entschieden habe, den Vortrag nicht zu halten am diesjährigen Kongress, nach einem Ersatz gesucht habe und zum Glück fündig wurde, so dass die Lücke, die ich damit ins Programm reisse, kreativ gefüllt bleibt? Wie kommt es, dass ich mir die möglichen Konsequenzen des Redens nicht leisten will – derzeit?

Aber solche Auseinandersetzungen passen ja gut zu unserer Geschichte, nicht wahr? Damit sind wir trotzdem bei unserer Vision angelangt: Die Vision einer Psychiatrie, einer Gesellschaft, einer Welt, in der gemeinsames, offenes, ehrliches Forschen möglich ist über Fragen wie: Sind wir fähig, einen immer neuen Geist einzulassen in unsere etablierten Strukturen, mit der Zeit zu gehen, zu erfühlen, wo «es» hinwill mit uns und was die Zeitqualität von uns fordert? Oder geht das nur über aufkeimende Inseln des Neuen? Welche Grösse verträgt eine Psychiatrie (oder eine Institution allgemein), damit persönliches Bezogensein und ein Gefühl füreinander unter allen Beteiligten möglich bleibt? Oder braucht es das gar nicht, und wo läge dann die Gefahr? Vor- und Nachteile der Bürokratisierung also. Was brauchen wir, um gesund zu bleiben, um gesund zu leben, gesund zu sein? Wie können wir Heimat schaffen füreinander und miteinander? Muss eine Psychiatrie nicht eine Schule sein, die ihre Patienten darin anleitet, in ihrem Leben mehr Heimat zu schaffen? Und wie kann sie das? Solche Fragen und viele weitere stellen sich mir, wenn ich mir auszumalen versuche, wie die Psychiatrie der Zukunft für mich aussehen könnte.

Und bei diesem Versuch, unser (psychiatrisches) Werden zu erfühlen, bei dem ich gelegentlich ungeduldig werde mit mir und unserer menschlichen Entwicklungsfähigkeit, ist es ganz gut, mich ab und zu wieder auf unsere Geschichte zu besinnen: Das ist also alles noch gar nicht so lange her! Wir brauchen wohl noch Zeit. Aber wir sind unterwegs. Und wie wir das, glaube ich, insgesamt kennen als Bewegung in Gesellschaftsthemen, scheint es auch in der Geschichte der Psychiatrie ein Hin- und Herschwanken zu geben zwischen repressiven und progressiven Kräften und am Ende wohl doch schleichend ein Bewegen zu mehr, immer, immer mehr Licht. Damit verstehe ich die Psychiatrie-Geschichte als Teil und Ausdruck unser aller, der gesamten menschlichen Bewusstwerdungsgeschichte.

Heal your brain

Helena Gemmel

Was das Gehirn schädigt und was es stärkt

«Glück ist weder eine Tugend noch Vergnügen noch dieses Ding oder jenes, sondern einfach Wachstum.» John Butler Yeats in einem Brief an seinen Sohn William Butler Yeats, 1909

In diesem Vortrag wollen wir dem nachgehen, was wir für unser Glück auf der materiellen Ebene tun können, um ein Leben lang wachsen zu können. Wir beginnen mit einem kleinen Ausflug in die Welt der Neurotransmitter.

Serotonin: Es macht gute Laune, Optimismus und ein gesundes Selbstbewusstsein, es fördert Gelassenheit und Ausgeglichenheit. Es wirkt angstlösend, stimmungsaufhellend und unterstützt das Lernen. Es sorgt für einen gesunden Appetit und fördert den Schlaf. Es ist der Neurotransmitter des Zufriedenheitssystems.

Dopamin: Es ist verantwortlich für Neugierde und Interesse, es ermöglicht Kreativität, fördert die Wahrnehmungsfähigkeit und die Aufmerksamkeit. Es stärkt Absicht und Motivation. Es ist der Neurotransmitter des Belohnungssystems.

Noradrenalin: Es stellt für unser Handeln die Energie zur Verfügung, verstärkt unser Durchhaltevermögen und die Konzentration und fördert ein gutes Gedächtnis. Es schärft unseren Fokus und hilft, Ziele umzusetzen.

GABA (Gamma-Amino-Buttersäure): GABA sorgt für Entspannung, Beruhigung und guten Schlaf. GABA wirkt ausgesprochen angstlösend und wird als «körpereigenes Valium» bezeichnet.

Am Mechanismus der Serotoninproduktion verfolgen wir die komplexe Reise der Aminosäure.

Tryptophan auf dem Weg zum Neurotransmitter:

Der grösste Teil des Serotonins (90 %) wird im Darm mithilfe von Darmbakterien hergestellt (allen voran Laktobazillus reuteri). Kommt es zu einer Fehlbesiedlung im Mikrobiom, kann dies bereits an der ersten Station des Tryptophan-Stoffwechsels zu einem Mangel führen. Das Serotoninmolekül ist zu gross, um die Blut-Hirn-Schranke zu passieren. Daher wird das im Gehirn benötigte Serotonin an Ort und Stelle, in speziellen Kernen des Hirnstamms, den Raphe-Kernen, hergestellt. Hauptbaustein ist die Aminosäure L-Tryptophan, die der Körper nicht selbst herstellen kann. Wir sind auf die Zufuhr über die Nahrung angewiesen, doch nehmen die meisten Menschen zu wenig Tryptophan zu sich. Der tägliche Mindestbedarf liegt bei 500 Milligramm, bei Stress und anspruchsvoller Tätigkeit benötigen wir schnell einmal das Doppelte. Bestehen bereits Mangelzustände wie zum Beispiel durch eine depressive Symptomatik oder Stimmungsschwankungen, benötigen wir 1000 Milligramm 2-3-mal täglich. (400 Milligramm Tryptophan finden sich in einer Handvoll Cashewnüssen, einer Handvoll Kürbiskernen oder auch in 30 Gramm dunkler Schokolade mit 85 % Kakaoanteil). Aus tryptophanreichen Nahrungsmitteln versorgt sich zunächst der Darm selbst, um seine Darmschleimhaut, die nur aus einer Zellschicht besteht, zu erneuern, so dass sie weiterhin Fremdkörper und Giftstoffe vom

Blutkreislauf fernhalten kann. Ausserdem benötigt der Darm Tryptophan für seine Immunzellen, die sich proportional zur Menge an Tryptophan erhöhen. Nur der Überschuss gelangt ins Blut.

Für diese Passage ist eine gesunde Darmschleimhaut notwendig. Jede akute oder chronische Entzündung erschwert die Aufnahme von Tryptophan. Auch bei Fruktoseintoleranz ist die Weiterleitung von Tryptophan vom Darm ins Blut erschwert, da sich beim längeren Verbleib von Fructose ein Komplex mit Tryptophan bildet, der die Aufnahme ins Blut verhindert. Ebenso hemmen Kaffee und Milchprodukte die Aufnahme von Tryptophan.

Ist Tryptophan im Blut angekommen, reichern sich die Muskelzellen damit an, die diesen wertvollen Baustein für ihren Stoffwechsel benötigen. Tatsächlich sind die Muskeln der Hauptverbraucher von Tryptophan.

Auch das Immunsystem hat Bedarf an dieser Aminosäure für eine akute Infektabwehr. Bei Entzündungen wird Tryptophan in Kynurenin und Kynureninsäure umgewandelt und kann damit entzündungsbedingte Zellschäden abwenden. Laborchemisch lässt sich der Tryptophan-Verbrauch im Immunsystem durch das Enzym IDO (Indolamin-2,3-Dioxygenase) nachweisen. Bei chronischen Infekten, Autoimmun- und Tumorerkrankungen kann aus Tryptophan die zelltoxische Quinolinsäure entstehen und orale Trypophangaben sind daher in diesen Situationen kontraindiziert.

Haben alle Verbraucher ihren Tryptophan-Bedarf gedeckt, kommt die meist schon spärliche Menge an der Blut-Hirn-Schranke an.

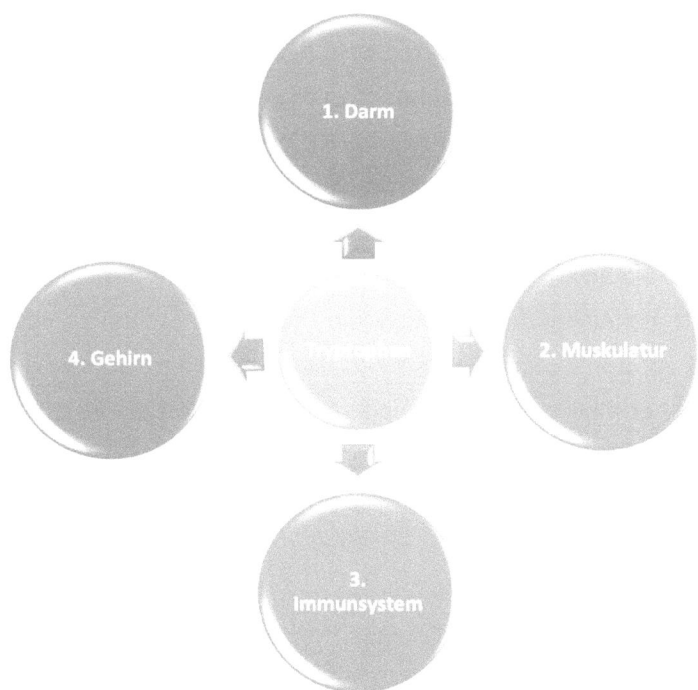

Am Transportprotein der Blut-Hirn-Schranke wird Tryptophan zweitrangig behandelt: Erst wenn keine andere Aminosäure vorhanden ist, kann es die Schranke passieren und ins Gehirn gelangen. Im Gehirn wird es zunächst in 5-Hydroxytryptophan (5-HTP) umgewandelt. Dazu sind Eisen, Magnesium, Folsäure, Vitamin C und Vitamin B3 (Niacin) als Co-Faktoren notwendig. Die enzymatische Umwandlung von 5-HTP in Serotonin ist abhängig von Vitamin B6. Vitamin-B6-Mangel ist relativ häufig und kann bei hormoneller Empfängnisverhütung und eiweissreicher Ernährung vorkommen. Fehlt einer der Co-Faktoren, ist der Aufbau von Serotonin verlangsamt.

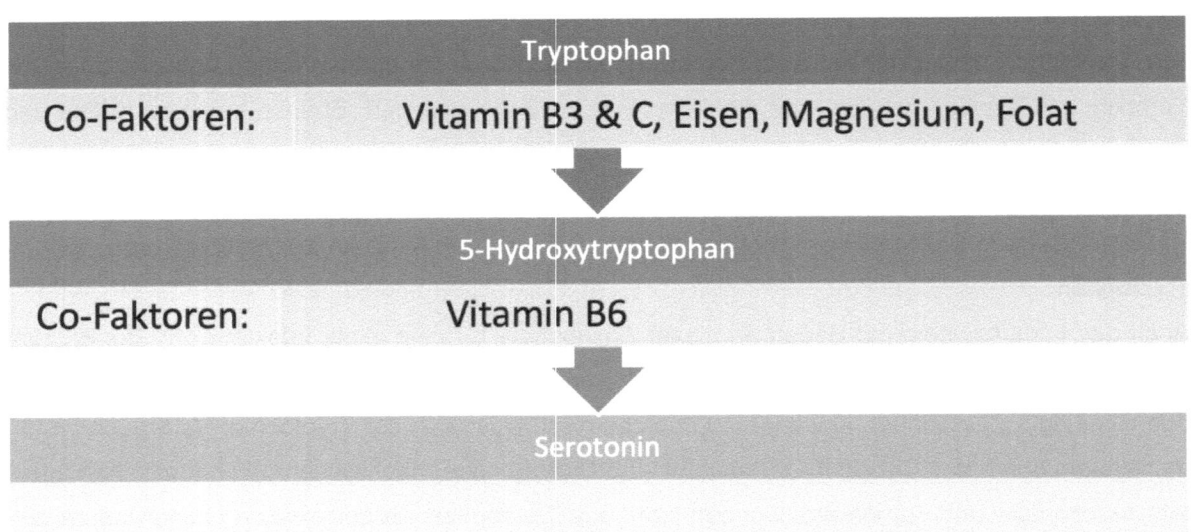

Ein Teil des Serotonins wird zu Melatonin, dem Schlafhormon, weiterverarbeitet. Melatonin sorgt für gutes Ein- und Durchschlafen in der ersten Nachthälfte. Es ist darüber hinaus ein wichtiges Antioxidans und kann die Zellen vor Schädigung durch freie Radikale schützen. Auf das Immunsystem hat Melatonin einen modulierenden Einfluss und im Tumorgeschehen mindert es die Teilungsrate von Krebszellen und regt gleichzeitig das körpereigene Abwehrsystem durch die Produktion von Interleukin 2. Es hemmt Proteine und Signalwege der Krebszellen und lässt sie sterben. Ferner senkt Melatonin die Zytokinwerte beim Erkrankten und hat viele weitere positive Wirkung auf das Immunsystem und die Zellen. Melatonin ist ein wichtiger Gegenspieler des Stresshormons Cortisol aus der Nebennierenrinde. Eine ausreichend hohe Melatonin-Produktion dämpft zu hohe Cortisol-Ausschüttungen und schützt so vor den zahlreichen Risiken eines zu hohen Cortisol-Spiegels wie zum Beispiel Bluthochdruck oder erhöhtem Blutzuckerspiegel. Die Zirbeldrüse produziert Melatonin aus Serotonin mit zwei Peaks, einem um die Mittagszeit und einem weiteren um Mitternacht. Orale Melatonin-Gaben können diese zirkadiane Rhythmik nachvollziehen, indem eine mittägliche und eine abendliche Dosis eingenommen wird.

Melatonin stellt die Weichen für eine tiefgehende Regeneration und Reparatur auf der Zellebene unseres Körpers, allerdings nur bei vollständig dunkler Schlafumgebung. Bereits ein Flurlicht oder eine Strassenlaterne können die schlafanstossende Melatonin-Wirkung empfindlich stören. Ebenso wirkt sich der abendliche Gebrauch von elektronischen Geräten mit hohem Blaulichtanteil aus, zum Beispiel die Benutzung eines Laptops, Rechners, Fernsehers, von Leuchtstoffröhren oder LED-Lampen. Melatonin schützt das Gehirn vor den negativen Einflüssen durch elektromagnetische Felder. (Melatonin is the ultimate protection against Electromagnetic radiation (3G and 5G): Reiter, Russel J., et al. «Melatonin as a radioprotective agent: a review». International Journal of Radiation, Oncologiy Biology & Physics 59.3 (2004): 639-653).

Die enzymatische Umwandlung von Serotonin in der Epiphyse ist von Magnesium und der essenzi-ellen Aminosäure Methionin abhängig. Für guten Schlaf sind Serotonin, Dunkelheit, Magnesium, S-Adenosylmethionin (SAMe) und die Abwesenheit von EMF notwendig.

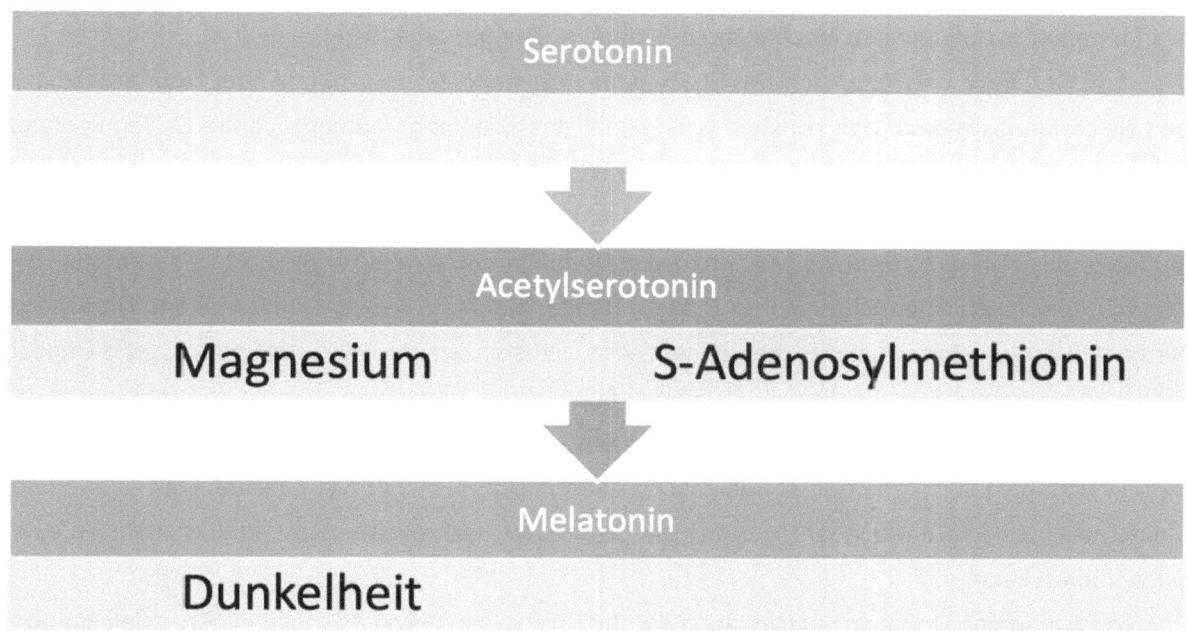

Methionin müssen wir mit der Nahrung zu uns nehmen. Obst und Gemüse sind methioninarm (aus-ser der Sojabohne). Fleisch und Fisch sind gute Methionin-Quellen. Für d e Umwandlung in das akti-ve Methionin (SAMe=S-Adenosylmethionin) werden Mangan, Magnesium und Vitamin B12 (Methyl-cobalamin) benötigt. Menschen mit Magensäureblockern sind häufig von Vitamin-B12-Mangel be-troffen. SAMe liefert den Zellen Methylgruppen, die für die Epigenetik und 80 wichtige Stoffwechsel-prozesse von Bedeutung sind, ganz besonders gilt dies für die Entgiftung. SAMe wirkt wie ein Anti-depressivum (SSRI), ohne jedoch die Membran des Serotonin-Transporters zu schädigen. Orale SAMe-Medikation als antidepressive Behandlung ist mit 400 - 1600 Milligramm möglich.

Ob das in der Epiphyse von den Pinealozyten produzierte Melatonin in Dimethyltrypatamin (DMT) umgewandelt oder in einem zweiten Strang von der Zirbeldrüse produziert wird, ist zurzeit noch in Erforschung. DMT wird in der Tiefschlafphase und während Zuständen tiefer Meditation in kleinerer Menge freigesetzt. Zumeist sorgt das Enzym Monoaminooxidase (MAO) dafür, dass DMT in Sekun-denschnelle abgebaut wird. Wer die Effekte von DMT über einen längeren Zeitraum erfahren möch-te, kann durch eine bestimmte Diät dafür sorgen, dass das Enzym MAO herunterreguliert wird. Grosse Mengen DMT scheint die Epiphyse während den Übergangssituationen von Geburt und Tod sowie grosser körperlicher Gefahr freizusetzen.

Labordiagnostik: Ein Urintest lässt Rückschlüsse auf den Serotoninspiegel im Gehirn zu. Bei Mangel lassen sich der Baustoff Tryptophan und die Co-Faktoren Vitamin B5, E3, C, Eisen, Folsäure und Magnesium bestimmen. Die Messung des Enzyms IDO (Indolamin-2,3-Dioxygenase) gibt Auskunft, ob Tryptophan zum Aufbau von Kynurenin benötigt wird, um Entzündungen zu bekämpfen.

Die Rolle des Neurotransmitters Dopamin ist durchaus zwiespältig. *«Ein Hormon regiert die Welt»* lautet der Titel eines Buches des Psychiaters und Verhaltensforschers Daniel Libermanns. Wie das Hormon uns den nötigen «Drive» gibt, uns neugierig macht, antreibt, motiviert, Ziele zu stecken und an deren Umsetzung dranzubleiben und uns zugleich abhängig macht, indem wir den «Kick» immer wieder haben wollen, diesem Mechanismus widmet er das ganze Buch.

Während Serotonin der Botenstoff des Zufriedenheitssystems ist, ist Dopamin der Neurotransmitter des Belohnungssystems, der in einem Kerngebiet des Mittelhirns namens Ventrales Tegmentales Areal (VTA) produziert wird. Wenn die Neuronen im VTA feuern, senden sie ihr Dopamin zum Nucleus accumbens (NA), wodurch Antrieb entsteht, was der Belohnung vorausgeht. Dieses System ist lernfähig, das heisst, es lernt schnell, was sich gut anfühlt. Zum Beispiel Sexualität, Berührung, Bewegung, aber auch Shopping, Alkohol, Zucker, Kaffee, Macht, Glücksspiel, Internet und Handy. Die Neuronen setzen dann mehrere neurochemische Substanzen frei, die endogene Opioid-Peptide (EOPs) genannt werden, die gleiche Wirkung auf das Gehirn haben wie Morphin und Heroin und dabei Hochstimmung und Euphorie auslösen. Unterschiedliche Reize aktivieren das Belohnungssystem. Unabhängig vom Auslöser ist das anschliessende Gefühl immer das Gleiche. Das ist auch der Grund, weshalb so gut wie jeder Reiz, der das Gefühl von Belohnung auslöst, im Extremfall zu einer Sucht führen kann.

Für die Bildung von Dopamin sind wir auf die Zufuhr der essenziellen Aminosäure Phenylalanin über die Nahrung angewiesen. Eine gesunde Darmschleimhaut sorgt auch hier für eine optimale Resorption. Die Leber stellt daraus unproblematisch die Aminosäure Tyrosin her. Wenn Tyrosin im Blut ankommt, wird es von vier Verbrauchern angefordert:

5. Vom Nebennierenmark, das ebenso wie das Gehirn Dopamin herstellt.
6. Von der Schilddrüse, die aus Tyrosin und vier Jodatomen das inaktive Schilddrüsenhormon T4 herstellt.
7. Von der Haut, die aus Tyrosin das Hautpigment Melanin produziert; unter Sonneneinstrahlung erhöht sich der Bedarf der Haut.
8. Vom ZNS. Auch Tyrosin konkurriert an der Blut-Hirn-Schranke mit anderen Aminosäuren um den Transporter. Aus Tyrosin entsteht im Mittelhirn durch enzymatische Umwandlung L-Dopa, Co-Faktoren sind Eisen, Folsäure, Vitamin B3, Vitamin C und Vitamin D3. Aus der Vorstufe des L-Dopas wird unter Verbrauch von Vitamin B6 Dopamin.

Labordiagnostik: Ein Urintest lässt Rückschlüsse auf den Dopamin-Spiegel im Gehirn zu. Falls ein Mangel festgestellt wird, kann es sich lohnen, die Baustoffe Phenylalanin und Tyrosin sowie die Co-Faktoren Vitamin C, B3, B6, D3, Folsäure und Eisen zu bestimmen sowie die Fettsäuren DHA und EPA.

Der Dritte im Bunde: Noradrenalin

Noradrenalin schenkt uns längere Konzentrationszeit, geistiges Durchhaltevermögen und ein gutes Gedächtnis. Es ist für die Umsetzung von Plänen zuständig, die unter Dopamin-Einfluss entstanden sind. Wenn Plänen keine Taten folgen, wenn die Umsetzung bei ersten Hindernissen fallen gelassen wird, nur um mit neuen Plänen Luftschlösser zu bauen, liegt vielleicht ein Noradrenalin-Mangel vor.

Aus Dopamin entsteht in einem enzymatischen Schritt Noradrenalin, der als Co-Faktoren Kupfer, Vitamin C und Vitamin B3 benötigt.

Ein hoher Vitamin-C-Verbrauch kann sich bei chronischen Infekten und unter vermehrten Stressbelastungen ergeben, da zur Herstellung der Stresshormone in der Nebennierenrinde viel Vitamin C benötigt wird. Ein Kupfermangel kann bei Fehlernährung und dem Abbau von Histaminen entstehen. Labordiagnostisch können durch Urintests Rückschlüsse auf den Noradrenalin-Spiegel im Gehirn getroffen werden. Es sollte stets der Dopamin-Spiegel mitbestimmt werden und gegebenenfalls die Co-Faktoren Kupfer, Vitamin C und B3.

GABA (Gamma-Amino-Buttersäure), unser «körpereigenes Valium

Kein Neurotransmitter kommt in unserem Nervensystem so häufig vor wie GABA – etwa 1000-fach häufiger als Dopamin und Noradrenalin. Während Serotonin, Dopamin und Noradrenalin über Synapsen transportiert werden, setzt GABA direkt an den GABA-Rezeptoren der Zellmembran an und verlangsamt die Weiterleitung von Nervenreizen. Unter dem Einfluss von GABA können die Nervenzellen regenerieren. Während Melatonin für eine gute Schlafqualität in der ersten Nachthälfte sorgt, ist GABA für den erholsamen Schlaf in der zweiten Nachthälfte zuständig. GABA hat eine angstlösende und stark beruhigende Wirkung. Wir bleiben ruhig und entspannt und sind nicht so schnell zu erschüttern. Bei GABA-Mangel wird uns schnell alles zu viel, wir empfinden alles als zu laut, zu hektisch, zu schnell. Tinnitus, bei dem keine Durchblutungsstörung des Innenohrs vorliegt, kann eine Folge von GABA-Mangel sein. Machst du aus jeder Mücke einen Elefanten? Fährst du schnell aus der Haut? Bei Hochsensibilität und Hochsensitivität kann ein GABA-Mangel vorliegen.

GABA lässt vor allem nachts unsere Muskulatur entspannen. Bei GABA-Mangel ist unsere Muskulatur tagsüber angespannt und kann auch während den Tiefschlafphasen nicht ausreichend entspannen, so dass wir morgens «wie gerädert», verspannt und mit zu hohem Blutdruck aufwachen.

GABA wird aus der Aminosäure Glutamin im ZNS, im Darm, im Hormonsystem und im Nebennierenmark hergestellt. Glutamin kann zwar von unserem Körper in geringen Mengen hergestellt werden, aber gerade in Stresssituationen, etwa nach Operationen, bei chronischen Erkrankungen und im Alter ist die eigene Produktion oft nicht ausreichend. Glutamin ist auch ein wichtiger Bestandteil des Proteins Glutathion, dem im Körper eine entscheidende Rolle beim Entgiften zukommt. Glutathion wirkt als Antioxidans und zentraler Radikalenfänger und macht so reaktive Stoffe unschädlich. Quark ist sehr reich an Glutamin, andere Milchprodukte, Soja, Weizen und Fleisch enthalten die Aminosäure ebenfalls in grösseren Mengen. Auf dem Weg zur GABA-Herstellung wird aus Glutamin zunächst Glutamat, was in physiologischen Mengen Motivation, Konzentration und ein gutes Gedächtnis fördert. In hohen Dosierungen, wie sie unter Dauerstress vorkommen können, kann es das Gegenteil bewirken und dabei Angstzustände und innere Unruhe auslösen. In sehr hohen Mengen kann es sogar Nervengewebe zerstören. Bei ausreichend hohen Spiegeln an Vitamin B6, Mangan und Zink wird überschüssiges Glutamat in GABA umgewandelt, so dass die schädliche Wirkung von Glutamat abgepuffert werden kann.

Glutamin als Baustein für GABA kommt zwar in vielen Nahrungsmitteln vor, wird aber auch an vielen Stellen des Körpers intensiv benötigt. Insbesondere der Darm benötigt grosse Mengen an Glutamin, um seine Schleimhautzellen zu regenerieren. Wenn eine Darmentzündung vorliegt, erhöht sich der

Bedarf um ein Vielfaches. Bei chronischen Darmentzündungen bleibt oft nicht ausreichend Glutamin übrig, so dass sich Darmstörungen ungünstig auf das Glutamat-GABA-Gleichgewicht auswirken können.

Mononatriumglutamat, das als Geschmacksverstärker mit der Ziffer E621 gekennzeichnet ist, scheint die Blut-Hirn-Schranke von Erwachsenen nicht überwinden zu können und es ist bislang unklar, ob es einen Einfluss auf die Gehirnchemie haben kann.

Neben dem GABA-Spiegel selbst ist die Fähigkeit von GABA, am Rezeptor anzudocken, mitentscheidend für die Wirkung. Dies wird durch Serotonin unterstützt. Wenn Serotonin fehlt, ist die Wirkung von GABA eingeschränkt. Daher kommt ein Serotonin-GABA-Defizit häufig in Kombination vor. Ausserdem hat Progesteron einen grossen Einfluss auf die Andockfähigkeit. Bei Dauerstress aktiviert der Körper die Ausschüttung von Cortisol in der Nebennierenrinde. Da Cortisol aus Progesteron hergestellt wird, sinkt der Progesteron-Spiegel aufgrund des höheren Verbrauchs. Das kann zu ausbleibenden Eisprüngen und einer relativen Östrogendominanz führen. Östrogen und Progesteron sind Gegenspieler, denn dort, wo Östrogen das Zellwachstum anregt, kann Progesteron ausgleichend auf die Zellteilung wirken. Ein relativer Östrogenüberschuss kann zu depressiven Verstimmungen, Weinerlichkeit, Dünnhäutigkeit, Stressintoleranz und Schlafstörungen führen, wie es beim prämenstruellen Syndrom bekannt ist.

Vitamin B6 brauchen wir nicht nur bei der Produktion von Serotonin, Dopamin und GABA, es spielt auch bei der Umwandlung von Cholesterin in Progesteron eine entscheidende Rolle. Pflanzenheilmittel, die sich ausgleichend auf die Stress- und Hormonachse auswirken, sind Alchemilla (Frauenmantel), Agnus castus (Mönchspfeffer), Engelwurz (Angelica archangelica) und Traubensilberkerze (Cimifuga racemosa). Ein weiterer Hilfsstoff ist Glycin. Die kleinste Aminosäure ist zugleich auch ein Neurotransmitter. Sie wirkt ähnlich wie GABA und kann so bei einem Mangel unterstützen.

In der Labordiagnostik lässt ein Urintest Rückschlüsse auf den GABA-Stoffwechsel im Gehirn zu. Besteht ein Mangel, kann Glutamin, Vitamin B6, Zink und Mangan untersucht werden.

Kennzeichen von Neurotransmittermangel
Serotoninmangel:

Einschlafstörungen, innerlich zittrig, Essstörungen, Migräne, Anhedonie, Fibromyalgie, hohe Schmerzempfindlichkeit durch gesenkte Schmerzschwelle, Süssigkeiten-Sucht, Reizdarmsymptome, auch im Sommer frieren, Panikattacken, Zwänge und Zwangsgedanken, grundlose Traurigkeit, Zukunftsängste, Gefühl von Sinnlosigkeit, schnell gereizt und aggressiv, Libidoverlust, nie wirklich satt, fehlende Zukunftsperspektive

Dopaminmangel:

Wortfindungsstörungen, chaotisch, verzettelt sich häufig mit vielen Aufgaben, neigt zu Süchten, hedonistisch, Dinge aufschieben, Freunde und Familie sind nicht mehr so wichtig wie früher, nicht mehr so gerne reisen, motivationsarm, Selbstzweifel, Interesse an Neuem verloren, motorisch unruhig, nicht klar denken können. Ritalin/Amphetamine helfen bei Dopaminmangel

Noradrenalinmangel:

Keine Unternehmungslust («Couch potatoe»), es fehlt die Kraft für den Alltag, nichts zu Ende bringen, kommt erst mittags in die Gänge, schläft viel (9 Stunden pro 24 Stunden), «Brainfog», schlechte Konzentration, schlechte Fokussierung, vergisst wichtige Termine, fühlt sich vor allem geistig erschöpft, schlechtes Kurzzeitgedächtnis

GABA-Mangel:

Erhöhter Blutdruck, unter Stress gereizt und aggressiv, ungeduldig, empfindet unangenehmes Kribbeln oder Ameisenlaufen, Nachtschweiss, Geräuschempfindlichkeit, hochsensibel, hochsensitiv, auf Alkohol angstfrei und ruhig, ständig besorgt, Tinnitus ohne Durchblutungsstörung im Innenohr

Was unsere Nervenzellen nährt

Ernährung

Die Grundbausteine für unsere Neurotransmitter sind Tryptophan, Phenylalanin und Tyrosin sowie Glutamin. Die Enzyme, die aus den Bausteinen die Neurotransmitter zusammensetzen, benötigen Co-Faktoren: Vitamin B3, B6 und B12, Vitamin C, Vitamin D, Zink, Mangan, Methionin (SAMe), Magnesium, Eisen und Folsäure. Wichtige Hilfsstoffe sind die Fettsäuren DHA und EPA und Glycin.

Unzähligen Studien belegen, wie deutlich eine Ernährungsumstellung das körperliche und psychische Gleichgewicht unterstützen und wieder herstellen kann. Je natürlicher und ausgewogener die Ernährung ist bei einer Reduktion von industriell verarbeiteten Lebensmitteln und einer Reduktion von Zucker, Koffein, Alkohol und Auszugsmehlen, desto ausgeglichener ist die filigrane Architektur der Neurotransmitter.

In einer möglichst naturnahen Ernährung zur Unterstützung unseres Gehirns können wir den Kohlenhydrat-Anteil deutlich reduzieren bei moderatem Eiweissanteil und vermehrter Aufnahme von essenziellen Fettsäuren. Unser Nervensystem bevorzugt Fette als Energielieferant, selbst wenn ausreichend Zucker zur Verfügung stehen. Ketogene Kost kann stabilisierend auf Stimmung, Schlaf und Stressresistenz einwirken. Ketonkörper hemmen den Entzündungsprozess und oxidativen Stress, sind eine konstante Energiequelle und regulieren das Glutamat-GABA-Gleichgewicht. In diesem Verhältnis entspricht Glutamat der Aktivierung und GABA der Beruhigung. In Studien konnte gezeigt werden, dass unter ketogener Kost die Konzentration von GABA steigt, während die von Glutamat sinkt (Ulrike Gonder, Julia Tulipan et al.: Der Keto-Kompass).

Für die körperliche und geistige Fitness hat sich die mediterrane Küche als besonders effektiv erwiesen. Dabei spielt es weniger eine Rolle, ob auf Fleisch und Fisch verzichtet wird, dafür kommt es mehr darauf an, den Anteil an schnell verdaulichen Kohlenhydraten mit ihrem Effekt auf den Insulinspiegel auf weniger als 30 % zu reduzieren.

Insulin ist eines der potentesten Wachstumshormone, da es die Fettverbrennung hemmt und die Fetteinlagerung fördert. Eine entscheidende Reduktion von Mehlspeisen, Brot, Nudeln, Kartoffeln, weissem Reis, Zucker und Süssgetränken ist notwendig, um einen konstanten und relativ niedrigen Insulinspiegel zu erreichen. Deutlich zu erhöhen sind die gesunden Fette, Olivenöl und Walnussöl mit besonderem Augenmerk auf die Omega-3 Fettsäuren. DHA als besonders wichtige Fettsäure fürs Gehirn sollte mit 430 mg pro Tag in der Ernährung enthalten sein. EPA ist besonders geeignet, um die Gefäss- und Herzgesundheit zu unterstützen und in einer Menge von 250 mg täglich sinnvoll. Eine derartige Low-Carb-Ernährung sorgt für konstante Blutzuckerwerte und eine hohe Dichte an essenziellen Mikronährstoffen. Die in Gemüse und Obst vorhandenen Kohlenhydrate sind in gebundener Form vorhanden und werden ohne Insulinpeaks erst nach und nach verstoffwechselt.

Das Problem an zu viel Zucker im Gehirn ist, dass es dort, wie auch an allen anderen Teilen des Körpers, zu Gefässveränderungen kommen kann. Deutlich wird dies unter anderem an dem höheren Risiko für Diabetiker an Alzheimer. Sowohl Depressionen und Angststörungen als auch Schizophrenie, Autismus und Demenz profitieren von dieser Ernährungsform. Die Russin Hana Blahova behandelt schizophrene Patienten vor allem mit einer Ernährungsumstellung – mit erstaunlichen Erfolgen. Sie stellte ihre Arbeit 2015 auf dem Kongress »Spirit of Health» vor. Dort wurden auch Studien zum Einfluss der Ernährung bei Multipler Sklerose und Autoimmunerkrankungen vorgestellt.

Wichtige Wirkmechanismen der Ernährung auf das Neurotransmittergleichgewicht sind eine Hemmung von Entzündungen und ein Schutz gegen oxidativen Stress sowie die Regulierung des Glutamat-GABA-Gleichgewichts zugunsten von GABA.

Nahrungsergänzungsmittel

Der Einsatz von Aminosäuren, Vitaminen, Mineralien und Spurenelementen, um entstandenes Ungleichgewicht wieder auszugleichen, geht auf den zweifachen Nobelpreisträger Linus Pauling (1901-1994) zurück, der die Orthomolekulare Medizin begründete, in der Substanzen verabreicht werden, die natürlicherweise im Körper vorkommen, um die Gesundheit zu erhalten und Krankheiten zu heilen. Eng verwandt mit der Orthomolekularen Medizin ist die Orthomolekulare Psychiatrie, die auf die Psychiater Abram Hoffer, Carl Pfeiffer und Humphrey Osmond zurückgeht, die in den 1950er Jahren eine nebenwirkungsarme und effektive Therapie für Menschen mit psychiatrischen Erkrankungen suchten und dabei schwere Psychosen nicht ausschlossen. Sie experimentierten mit verschiedenen Mikronährstoffen und erzielten gute Erfolge.

«For every drug that benefits the patient, there is a natural substance that can achieve the same effect.» (Carl Pfeiffer)

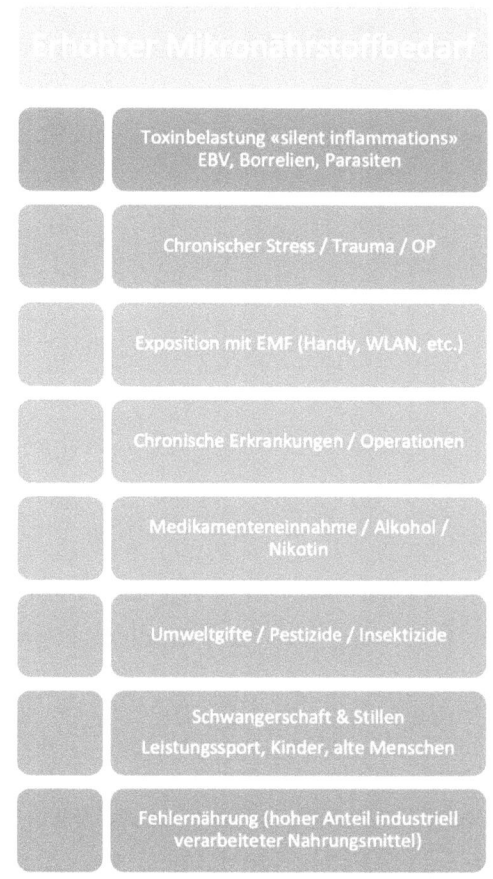

Erhöhter Mikronährstoffbedarf

- Toxinbelastung «silent inflammations» EBV, Borrelien, Parasiten
- Chronischer Stress / Trauma / OP
- Exposition mit EMF (Handy, WLAN, etc.)
- Chronische Erkrankungen / Operationen
- Medikamenteneinnahme / Alkohol / Nikotin
- Umweltgifte / Pestizide / Insektizide
- Schwangerschaft & Stillen Leistungssport, Kinder, alte Menschen
- Fehlernährung (hoher Anteil industriell verarbeiteter Nahrungsmittel)

Hinzu kommt, dass der Mikronährstoffgehalt in Obst und Gemüse seit Jahrzehnten immer weiter abnimmt. Dies ist durch Faktoren wie die Auslaugung der Böden, Luft- und Wasserverschmutzung, unreife Ernte, lange Transportwege und Lagerung etc. bedingt.

Vergleich der Ergebnisse von Studien aus dem Jahre 1985, 1996 und 2002 mit entsprechenden Vitalstoff-Verlust-Werten:

Mineralien und Vitamine in mg je 100g Lebensmittel	untersuchte Inhaltsstoffe	Ergebnis 1985	Ergebnis 1996	Ergebnis 2002	Verlust 1985-1996	Verlust 1985-2002
	Calcium	103	33	28	-68%	-73%
Brokkoli	Folsäure	47	23	18	-52%	-62%
	Magnesium	24	18	11	-25%	-55%
	Calcium	56	34	22	-38%	-51%
	Folsäure	39	34	30	-12%	-23%
Bohnen	Magnesium	26	22	18	-15%	-31%
	Vitamin B6	140	55	32	-61%	-77%
	Calcium	14	4	3	-70%	-78%
Kartoffeln	Magnesium	27	18	14	-33%	-48%

Möhren	Calzium	37	31	28	-17%	-24%
	Magnesium	21	9	6	-57%	-75%
Spinat	Magnesium	62	19	15	-68%	-76%
	Vitamin C	51	21	18	-58%	-65%
Äpfel	Vitamin C	5	1	2	-80%	-60%
	Calzium	8	7	7	-12%	-12%
	Folsäure	23	3	5	-84%	-79%
Bananen	Magnesium	31	27	24	-13%	-23%
	Vitamin B6	330	22	18	-92%	-95%
	Kalium	420	327	-*	-24%	-
Erdbeeren	Calzium	21	18	12	-14%	-43%
	Vitamin C	60	13	8	-67%	-87%

Ist der Bedarf an Nährstoffen erhöht, ist es oft nicht möglich, den Nährstoffbedarf ausschliesslich über die Mahlzeiten zu decken. Unabhängig von der Ernährungsform und den Lebensstilfaktoren wird bei Labormessungen häufig eine Minderversorgung festgestellt.

Omega-3 Fettsäuren (DHA und EPA):

Ein Grossteil unseres Gehirns (60 %) besteht aus Fett, hauptsächlich aus den essenziellen Fettsäuren DHA und EPA. Dabei spielen diese Fette nicht nur eine Rolle als Bauelemente, sondern haben viele positive Effekte auf die Leistungsfähigkeit und das Gedächtnis. Gut belegt ist inzwischen der Zusammenhang zwischen den Omega-3-Fettsäuren und der Bildung von Dopamin. DHA und EPA wirken antientzündlich, indem sie die entsprechenden Gewebshormone fördern. Chronische Entzündungen im Gehirn scheinen nicht nur bei der Entstehung von Morbus Alzheimer und anderen Demenzformen eine Rolle zu spielen, sondern auch bei Depressionen, Zwangsstörungen und bipolaren Störungen beteiligt zu sein. Ein ausreichender Verzehr dieser Fettsäuren ist in vielerlei Hinsicht sinnvoll.

Bei den Omega-3-Fettsäuren ist das Verhältnis von entzündungsfördernden Omega-6-Fettsäuren, die in unserer Nahrung im Überschuss vorhanden sind, und den antientzündlichen Omega-3-Fettsäuren wichtig. Die tägliche Minimalversorgung liegt bei 430 mg DHA und 250 mg EPA. Liegt jedoch ein Neurotransmitterdefizit vor, sollte auf 2'000-4'000 mg DHA täglich für mindestens drei Monate erhöht werden.

2009 wurde die Doppelblind-Interventionsstudie MIDAS (Memory Improvement with DHA Study) abgeschlossen. Nach sechs Monaten hatte sich durch die Einnahme von DHA als Nahrungsergänzung der Blutspiegel in der Verumgruppe verdoppelt. Die Fehlerquote bei einem Test zur Bestimmung von Lern- und Gedächtnisleistungen verringerte sich in dieser Gruppe um 50 %.

Vitamin D:

«Alle Zellen haben Vitamin-D3-Rezeptoren und benötigen diese für ihre Funktion.»
Prof. Dr. Jörg Spitz

Als Faustregel gilt die Einnahme von 1'000 I.E. pro 10 kg Körpergewicht. Pro 3'000 I.E. sollten 200 µg Vitamin K2 zusätzlich eingenommen werden.

Jod:

Ein Mangelnährstoff in der Bevölkerung ist Jod. Wird kein Jodsalz verwendet, erreichen 96 % der Menschen die empfohlenen Werte nicht. Jod dient im Gehirn zum Schutz der empfindlichen Omega-3-Fettsäuren vor Oxidation. Deutschland und die Schweiz gelten als Jodmangelgebiete. Ein Jodmangel kann sich, bevor er als Schilddrüsenunterfunktion sichtbar wird, durch Müdigkeit, Vergesslichkeit, Eierstockzysten, Mastopathie und trockene Haut zeigen. Die WHO empfiehlt 200 µg Jod täglich, um die Schilddrüse vor Jodmangelerscheinungen, Kropf, Unterfunktion und kalte Knoten zu schützen. Diese Menge erreichen nur die wenigsten Menschen.

Folsäure:

Dem Vitamin B9 (Folat) kommt zusammen mit Vitamin B6 und B12 eine grosse Bedeutung zu beim Abbau von zelltoxischem Homocystein, bei der Erneuerung von Schleimhautzellen, beim Schutz vor Missbildungen in der frühen Schwangerschaft und bei der Blutbildung. Vor allem ist sie ein entscheidender Co-Faktor für den Serotonin-, Dopamin- und Noradrenalin-Aufbau. Folat-Mangel gilt daher zu Recht schon lange als Risikofaktor bei Depressionen. Folat findet sich in grünem Blattgemüse, in Spinat, Kohl, Kichererbsen, Salat und Tomaten. Allerdings ist Folat empfindlich auf Licht, lange Lager- und Transportzeiten und hohe Temperaturen.

Eisen, Vitamin B6 und B12 …

…und noch einige weitere sind ebenfalls an sehr wichtigen Prozessen beteiligt, so dass ein Mangel oft gravierende Folgen hat.

Damit das Gehirn optimal funktionieren kann, benötigt es:
- ausreichende Mengen an Baustoffen (Aminosäuren)
- ausreichende Mengen an Betriebsstoffen (Enzyme)
- ausreichende Mengen an Co-Faktoren (Vitamine, Mineralstoffe)
- gesunde Mitochondrien (Zellenergie)
- Sauerstoff (Atmung/Durchblutung)
- Sonnenlicht am Tag/Dunkelheit in der Nacht
- ein gesundes Darmmikrobiom mit hoher Diversität
- viele verschiedene sinnlich-sensorische Inputs
- Meditation

Für die Erhaltung und Wiederherstellung der Gehirngesundheit können wir uns mit natürlichen psychoaktiven Substanzen unterstützen:

Ätherische Öle (Aromatherapie):
Lavendelöl reduziert die Erregung an den Glutamat-Rezeptoren und entfaltet so eine beruhigende Wirkung (Lavendelölkapseln Laitea, Lasea). Carveol in Jasmin- und Hopfenöl stimuliert die GABA-Rezeptoren.

Safran (Crocus sativus):
Safran gilt als das teuerste Gewürz der Welt, da seine Blüten nur in Handarbeit geerntet werden können und der Krokus nur einmal im Jahr blüht. Safran wirkt stark stimmungsaufhellend und erhöht die Gedächtnisleistung. Safran ist gut geeignet bei Serotonin- und GABA-Mangel, wirkt unterstützend bei Angststörungen und Depressionen. Dosierung: 30-60 mg Safran pro Tag. Die Inhaltsstoffe Crocin und Safranal wirken als Wiederaufnahmehemmer für Serotonin. Zudem scheint Safran über eine GABA-ähnliche Wirkung zu einer Anhebung der Stimmung und Beruhigung zu führen.

Kurkumin (Curcuma longa):
Gut dokumentiert ist bei diesem viel beforschten Naturstoff, der in den unzähligen Curry-Mischungen die gelbe Farbe ausmacht, der antientzündliche Effekt. Im Gehirn entfaltet er seine Wirkung in den Nervenzellen. Er wirkt sich auch positiv auf die Denkleistung aus, auf die Aufmerksamkeit und das Arbeitsgedächtnis, weshalb er bei Noradrenalinmangel und dem Gefühl einer geistigen Erschöpfung zum Einsatz kommen kann. Curcumin reduziert die für die Alzheimer-Erkrankung typischen Amyloid-Plaques. Der Inhaltsstoff Ar-Tumeron konnte im Tiermodell die Neubildung von Gedächtniszellen inspirieren. Zwei Kapseln Curcuma à 1'200 mg pro Tag immer zusammen mit schwarzem Pfeffer (1 mg), damit Curcuma besser vom Darm aufgenommen werden kann.

Knoblauch (Allium sativum):
Der Hauptwirkstoff der vielseitigen Knolle ist das Allicin. Diese Substanz verhindert den Abbau von Acetylcholin, dem Neurotransmitter, der in den parasympathischen Nervenbahnen seine beruhigende und antientzündliche Wirkung entfaltet.

Zimt (Cinnamonum verum):
Zimt kann sowohl die geistige Leistung als auch die Gedächtnisleistung enorm verbessern. Daher kann es unterstützend bei Dopamin- und Adrenalinmangel eingesetzt werden. Zudem reguliert es den Blutzucker, verbessert das Blutfettprofil und wirkt Entzündungen entgegen. 2'000 mg 1x1 bis 3x2 Kapseln.

«Vitalpilze»
In der Mykotherapie kommen vor allem 14 verschiedene Heilpilze zum Einsatz und zeigen ihren Nutzen bei psychiatrischen Erkrankungen aufgrund ihrer regulierenden Wirkung auf der Ebene der Neurotransmitter. Diese heute aus der traditionellen chinesischen Medizin bekannten Heilpilze wa-

ren seit vielen tausend Jahren auch in Europa bekannt. Empfohlen wird eine Kombination aus Cordyceps, Hericium und Reishi.

Cordyceps wirkt modulierend auf das Vegetative Nervensystem, was man mit der Herzratenvariabilitätsrate auch messen kann und sich in einer Verbesserung der Schlafqualität niederschlägt. Bei einem niedrigen Dopaminspiegel mit Konzentrationsstörungen, Gedächtnisstörungen und Motivationsproblemen wirkt Cordyceps durch eine sanfte MAO-B-Hemmung; das ist das Enzym, das Dopamin abbaut.

Der Hauptpilz für das Gedächtnis ist *Hericium*. Studien bei beginnender Demenz konnten dies zeigen. Auch bei Unruhezuständen, Ängsten und Schlafstörungen kann Hericium eingesetzt werden, also bei Serotoninmangel. Seine nervenschützenden Eigenschaften können bei oxidativem Stress und Zellverlust, wie er zum Beispiel bei Morbus Parkinson vorkommt, unterstützen. Er fördert die Nervenneubildung im Hippocampus, der Hirnregion, die für Lernen und Gedächtnisfunktionen zuständig ist.

Reishi, einer der bekanntesten Heilpilze, hat ein breites therapeutisches Wirkspektrum. Er hat einen engen Bezug zur Leber und wirkt dort schützend. Die wichtige Funktion der Leber für unser Gehirn ist das Unschädlich-Machen von Toxinen und die damit verbundene ant inflammatorische Wirkung. Reishi hat balancierenden Einfluss auf das Hormon- und das Nervensystem, er gilt als «Pilz des langen Lebens».

Auch die Therapie mit Heilpflanzen hat eine lange Tradition in Europa.

Passionsblume (Passiflora incarnata):
Seit dem 17. Jahrhundert ist diese tropische Pflanze auch in Europa beheimatet. Sie wirkt bei Nervosität und innerer Unruhe, indem sie den GABA-Spiegel erhöht.

Johanniskraut (Hypericum perforatum) wirkt stimmungsaufhellend durch Wiederaufnamehemmung von Serotonin.

CBD-Öl:
Cannabidiol ist einer der am besten beforschten Pflanzenstoffe der Hanfpflanze neben zahlreichen anderen Inhaltsstoffen. Es hat eine direkte Wirkung sowohl auf die Serotonin- als auch die Dopamin- und GABA-Rezeptoren, indem es dafür sorgt, dass auch geringe Mengen an Botenstoffen gut wirken können. Neben einer allgemeinen Entzündungshemmung wirkt es schmerzlindernd bei Rheuma und Fibromyalgie. Es hat einen schützenden Effekt auf unsere Nervenzellen, ohne Gewöhnungseffekte zu hinterlassen. Es kann bei Angststörungen, Schlafstörungen, Phobien, Depressionen, Muskelverspannungen und Restless-Leg-Syndrom Erleichterung bringen. Es bringt auch bei akuten Angst- und Stresssituationen zuverlässige und schnelle Hilfe. CBD-Öl ist in der Regel mit einer Trägersubstanz wie Hanfsamenöl oder Olivenöl gemischt. Gute Erfolge lassen sich mit 5-20 %igem CBD-Öl erzielen bei jeweils 3x3 Tropfen am Tag.

Die Bedeutung der Mitochondrien:

Es besteht ein enger Zusammenhang zwischen einem voll funktionsfähigen präfrontalen Kortex und den Mitochondrien, den Kraftwerken der Zellen. Die Mitochondrien steuern die Teilung, Alterung und den Tod der Zellen, sie entscheiden mit, welche Gene im Zellkern an- und welche abgeschaltet werden. Sie stellen die Energie zur Verfügung, um neue neuronale Netzwerke zu bilden. Die gesamte mitochondriale DNA des Körpers stammt ausschliesslich von der mütterlichen Seite. Die Mitochondrien nutzen Kohlenhydrate als Brennstoff und verwandeln sie in lebensspendende Energie, wobei Wasser und Kohlendioxid anfallen. Dieser Vorgang wird als aerobe Energiegewinnung bezeichnet. Die erzeugte Lebenskraft wird als ein besonderes Molekül namens Adenosintriphosphat (ATP) gespeichert. Das energiereiche ATP kann nun durch die Zelle transportiert werden und unter Einwirkung von bestimmten Enzymen Energie freisetzen. Bei der Erzeugung dieses Energieträgers entstehen Abbauprodukte des Sauerstoffs, die als freie Radikale bekannt sind. Freie Radikale haben verschiedene wichtige Aufgaben im Körper, insbesondere regeln sie die Fähigkeit zur Apoptose, zur Auflösung von Zellen, die beeinträchtigt, fehlerhaft oder zu alt geworden sind.

Apoptose heisst wörtlich übersetzt «Das Fallen der Blätter» und bezeichnet den Prozess des bewussten Zellabbaus, der der Erneuerung und Gesunderhaltung dient. Die Apoptose beginnt bereits im Mutterleib, in den Phasen, in denen embryonale Stadien zunächst ausgebildet und dann wieder abgebaut werden, zum Beispiel die Schwimmhäute an den flossenartigen Händen. Entartete Krebszellen leiten die Apoptose nicht ein, sondern teilen sich aufgrund einer Fehlinformation aus dem Zellkern immer weiter. Die Mitochondrien haben die Aufgabe, Krebszellen den Befehl zur Apoptose zu geben. Sind die Mitochondrien geschwächt, können sie dieser Aufgabe nicht ausreichend nachkommen.

Umgekehrt können in ihrer Funktion gestörte Mitochondrien gesunde Zellen abbauen. Das ist einer der Mechanismen bei den neurodegenerativen Erkrankungen wie Alzheimer, Multipler Sklerose, Parkinson und amyotropher Lateralsklerose. Freie Radikale sind chemische Stoffe, die oxidative Schäden im Gewebe verursachen. Sie schädigen Proteine, Fette und die DNA. Antioxidantien schützen die Zellen vor den Angriffen der freien Radikale. Gehirnzellen, aber auch Herz-, Leber- und Nierenzellen enthalten tausende von Mitochondrien, die bis zu vierzig Prozent des Zellvolumens ausmachen können. Laborchemisch kann mit der Lipidperoxidase eine Einschätzung der mitochondrialen Funktion gegeben werden. Das Gehirn benötigt viel Energie, bei dessen Produktion auch besonders viele freie Radikale anfallen. Das Gehirn ist nicht so gut gegen Oxidation geschützt wie andere Organe. Je grösser die oxidativen Schäden, desto grösser ist die Beeinträchtigung der Denkleistung.

Von aussen zugefügte Antioxidantien, zum Beispiel das Vitamin C, können nur im Verhältnis 1:1 freie Radikale neutralisieren. Es würden also riesige Mengen an Antioxidantien von aussen zugefügt werden müssen. Doch der Körper hat eine Möglichkeit, sich von innen gegen eine Flut von freien Radikalen zu schützen. Im Zellkern wird ein Enzym namens Nrf2 aktiviert, welches die Produktion einer ganzen Palette von körpereigenen Antioxidantien einleitet. Und spannend ist: Auf viele Faktoren, die Nrf2 anregen, haben wir direkt einen Einfluss. Erneut sind die Omega3-Fettsäuren DHA und EPA Favoriten, diesmal, um auf dem Signalweg über Nrf2 Antioxidations- und Entgiftungssysteme zu aktivieren (Ling Gao et al., «Novel n-3 Fatty Acid Oxidation Products Avtivate Nrf2 by Destabilizing the Association between Keap1 and Culin3», Journal of Biological Chemistry 282 Januar 2007).

Erneut ist es die Kalorienrestriktion, die einen positiven Einfluss nimmt, hier als ein Aktivator für Nrf2, was eine bessere Widerstandskraft gegen Oxidation und gegen die Entstehung von Krebs bedeutet. Diese Kalorienrestriktion kann als Fastenkur mit einzelnen Fastentagen oder mittels Intervallfasten umgesetzt werden. Es gibt so viele gute Möglichkeiten, die den jeweiligen individuellen Bedürfnissen angepasst werden können. Curcumin, Grünteeextrakt, Resveratrol und das in Broccoli enthaltene Sulforaphan sind weitere Substanzen, die über die Nrf2-Aktivierung die Produktion von Glutathion, dem vielleicht wichtigsten Antioxidationsmittel für das Gehirn, erhöhen. Die Aktivierung des Nrf2-Wegs hat nicht nur antioxidative Funktionen. Es werden dabei auch Gene angeschaltet, die den Abbau von Entzündungen und die Entgiftung vorantreiben.

Viele Pestizide und Insektizide töten Schädlinge, indem sie deren Mitochondrien zerstören. Dass die Belastung des Körpers mit Pestiziden zu einem erhöhten Risiko führt, an Parkinson zu erkranken, ist inzwischen vielfach bewiesen (Joan Stephenson «Journal of the American Medical Association 238, Nr.23 Juni 2000 3055-56).

Untersuchungen aus dem Jahr 2009 in Nabelschnurblut von Neugeborenen in Europa und den USA ergaben eine Verunreinigung mit über zweihundert giftigen Chemikalien und Mikroplastik (First BPA Detection in Cord Blood «Enviromental Working Group Press Release», 2009). Diese Kinder kommen bereits mit einer enormen toxischen Belastung auf die Welt. Aus den Amalgamfüllungen unserer Zähne entweichen kontinuierlich Amalgamgase, die sogleich vom Fett im Gehirn aufgenommen werden, wo sie die Funktion des Nervensystems empfindlich stören. Der menschliche Körper kann mit einer beeindruckenden Schar von Enzymen aufwarten, um sowohl von aussen einwirkende als auch innerlich entstehende Giftstoffe anzubauen. Aber seit etwa hundert Jahren werden die Lebewesen mit derart vielen chemische Giften konfrontiert, auf deren Abbau sie genetisch nicht vorbereitet sind.

Die Bedeutung von Glutathion

Das Glutathion spielt eine wichtige Rolle bei biochemischen Entgiftungsvorgängen. Es bindet verschiedene Toxine, die daraufhin weniger schädlich sind. Vor allem dient es als Substrat für das Enzym Glutathion-S-Transferase, das für die Umwandlung vieler Giftstoffe in wasserlöslichere Formen benötigt wird, die leichter ausgeschieden werden können. Glutathion wird vom Körper selbst produziert, es schützt die Mitochondrien und erhöht ihre Funktion (G. Sechi et al., «Reduced Intravenous Glutathione in tha Treatment of Early Parkinson`s Disease », Progress in Neuro-Psychopharmacology and Biological Psychiatry 20, Nr. 7 Oktober 1996; Christopher A. Shaw Hrsg., «Glutathione in the Nervous System Boca Raton», Fl: CRC Press, 1998).

Zu seinen Funktionen zählen Synthese, Schutz und Reparatur der DNA, Proteinsynthese, Transport von Aminosäuren, Abbau von Giftstoffen und krebserregenden Substanzen, Verbesserung der Immunabwehr, Aktivierung von Enzymen und Ausscheidung gesundheitsschädlicher Schwermetalle. Glutathion hat enorme Auswirkungen auf die Gesundheit und die Funktion des Gehirns. Das Wohlergehen der Mitochondrien, die sowohl die Energiequelle der Zellen sind als auch freie Radikale produzieren, hängt stark vom Glutathiongehalt ab. Der Glutathiongehalt der Mitochondrien gilt als ein Kennzeichen ihrer Lebenskraft.

Obwohl die Mitochondrien stark auf Glutathion angewiesen sind, können sie es nicht selbst herstellen. Sie bekommen es aus der Zelle, in der sie leben. Die Zelle bekommt es aus der Leber, von wo aus es mit dem Blut die Blut-Hirn-Schranke überwindet. Auch die Astrozyten des Gehirns können Glutathion herstellen. Viele Proteine bestehen aus hunderten Aminosäurebausteinen. Das Glutathion besteht aus drei Aminosäuren: Cystein, Glutaminsäure und Glycin. Oral zugefügtes Glutathion zerfällt bereits im Magen und hat Schwierigkeiten, vom Darm aufgenommen zu werden. Sehr viel besser gelingt die Aufnahme von N-Acetylcystein und Alpha-Liponsäure. Durch die Aktivierung des Nrf2-Systems wird besonders viel Glutathion produziert. Alles, was diesen Signalweg aktiviert, erhöht die Menge an zellulärem Glutathion. Curcumin, das in wilden Heidelbeeren enthaltene Pterostilben sowie das im Brokkoli enthaltene Sulforaphan und Resveratrol haben als sekundäre Pflanzenstoffe eine grosse Bedeutung in der Entgiftung und für unsere Gesundheit.

Die Auswirkungen von chronischem Stress:
Die Aktivierung der Hypothalamus-Hypophysen-Nebennierenrinde-Achse durch Traumata und chronischen Stress führt zu vermehrter Ausschüttung von Cortisol, was zur Freisetzung von freien Radikalen führt, die zum Beispiel die Nervenzellen im Hippocampus schädigen. Dabei gehen Mitochondrien kaputt, was vermehrte Ausschüttung von freien Radikalen bedeutet. Durch Auslösen der Apoptose werden die Nervenzellen absterben. Das bedeutet, dass die Fähigkeit, kreative Lösungswege zu finden und Neues zu lernen, stark behindert ist und wir immer weniger in der Lage sind, aus schädigenden repetitiven Verhaltensmustern auszubrechen. Die Verbindungsbahnen zum präfrontalen Kortex werden herunterreguliert und die Versorgung mit Blut in den Verdauungsorganen wird gedrosselt, weshalb chronischer Stress mit Konzentrations- und Auffassungsstörungen und Verdauungsproblemen einhergeht. Durch eine Imbalance der Neurotransmitter kommt es zu depressiven Symptomen und Schlafstörungen. Da in der Nebennierenrinde alles Cholesterin zur Synthese von den Stresshormonen Cortisol und Adrenalin verbraucht wird, steht dieser Baustein zur Herstellung der anderen Hormone inklusive der Sexualhormone nicht mehr zur Verfügung. Schlussendlich geht auch der Vorrat an Bausteinen für die Stresshormone zur Neige und es kommt zur umfassenden Erschöpfung mit chronischer Müdigkeit, Energielosigkeit und Antriebsarmut.

Stress ist ein nicht zu vermeidendes Phänomen in unserem Leben. Dass jedoch die Reaktion unseres Körpers auf chronischen Stress aus vermehrte Cortisol-Ausschüttung besteht, lässt sich vermeiden. Durch die Neuroplastizität unseres Gehirns ist es möglich, Nervenbahnen neu zu vernetzen, alte Nervenautobahnen abzubauen und neue Verbindungen aufzubauen. Toxische Gefühlsmuster können bereits in der vorgeburtlichen Phase im limbischen System entstehen und werden in den ersten sieben Jahren des Lebens und ausgeformt von bilden die entsprechenden Gedankenmuster. Daher können weder Gefühle noch Gedanken einen Weg aus diesen neuronalen Bahnen zeigen, sondern nur erlebte korrektive Erfahrungen. Es gilt, einen Erfahrungsraum der Sicherheit in allen fünf Phasen des alltäglichen Seins zu etablieren:

- in der Neugier, sich interessiert und offen auf etwas zuzubewegen
- im Tun, Bauen, körperlicher strategischer Bewegung
- im Chaos
- im Abschiednehmen und Loslassen
- in der Integration und Ruhe, Da-Sein

Brain-Derived Neurotopic Faktor BDNF:

Um die Neurogenese von Nervenzellen im Gehirn anzuregen, muss im Zellkern die DNA die Produktion des Wachstumsfaktors BDNF freigeben. Dieser epigenetische Vorgang untersteht weitgehend unserer Kontrolle. Besonders förderlich ist bewusste körperliche Bewegung, Kalorienreduktion (low-carb) und Fasten, geistige Anregung, Curcumin und die Omega3-Fettsäure zur Regulierung der Entzündungsmediatoren. Neben der Förderung der Neurogenese und Neuroplastizität schützt der BDNF die empfindlichen Nervenzellen vor Schäden, vor vorübergehender Durchblutungsstörung und vor allem vor Umweltgiften. Nervengifte, Pestizide und Insektizide sowie Bakterientoxine schädigen die Mitochondrien der Nervenzellen.

Kalorienreduktion ist ein wichtiger Faktor, um das BDNF-Gen anzuschalten. Die Studienlage ist eindeutig, Kalorienreduktion ist Präventivmedizin fürs Gehirn und fördert das Erinnerungsvermögen und andere geistige Leistungsfähigkeit drastisch. Übergewicht und erhöhte Blutzuckerspiegel korrelieren mit einem niedrigen BDNF. Der BDNF seinerseits zügelt den Appetit. Interessant ist, dass die Menschen in Europa im Durchschnitt ca. 500 Kalorien täglich mehr verbrauchen als noch 1970. Durch Kalorienreduktion

- fallen weniger freie Radikale an
- können die Mitochondrien mehr Energie in Form von ATP bilden
- erhöht sich die Zahl der Mitochondrien pro Zelle
- wird vermehrt der Wachstumsfaktor BDNF gebildet
- wird die Apoptose auf kranke Zellen beschränkt
- wird der Signalweg Nfr2 aktiviert, wodurch sich Entzündungen im Gehirn reduzieren, die Entgiftungsfunktion verbessert ist und Glutathion einen Schutz vor Oxidation gewährt.

Die überlebensnotwendige Energieversorgung der Zellen und des Gehirns ist über zwei Wege des Stoffwechsels abgesichert. Gewöhnlich werden die Zellen mit der aus der Nahrung gewonnenen Glucose versorgt. Auch zwischen den Mahlzeiten ist eine stete Zufuhr gesichert, denn dann baut der Körper das hauptsächlich in der Leber und in den Muskeln vorhandene Glykogen, eine Speicherform der Glucose, ab. Sind die Speicher leer, stellt der Körper mit Hilfe der Gluconeogenese neue Glukosemoleküle her.

Dazu benötigen wir Aminosäuren aus dem Abbau von Proteinen, die hauptsächlich aus den Muskeln stammen. Werden keine Kohlenhydrate und kein Fett zugeführt, beginnt die Leber nach drei Tagen, aus dem vorhandenen Körperfett Ketonkörper zu bilden, wobei Beta-Hydroxybuttersäure, der wichtigste Ketonkörper, ein besonders guter Brennstoff fürs Gehirn ist. Dieser Stoffwechselweg ist einzigartig unter den Säugetieren und kommt nur beim Homo sapiens vor. Beta-Hydroxybuttersäure gewährt einen guten Oxidationsschutz, erhöht die Zahl der Mitochondrien und die Energiegewinnung und hebt den Spiegel von BDNF an. Neben der Kalorienreduktion und dem Fasten hebt die Einnahme von mittelkettigen Triglyceriden (MCTs) den Spiegel der Beta-Hydroxybuttersäure (G.F. Cahill, Jr. Und R.L. Veech, «Ketoacids? Good Medicine?» Transactions oft he American Clinical and Climatological Association 114, 2003; M.A. Reger et all. « Effects of Beta-hydroxybutyrate on Cognition in Memory-impaired Adults» Neurobiology of Aging 25, Nr. 3, März 2004). Die beste natürliche Quelle für diese wichtige Vorstufe der Beta-Hydroxybuttersäure ist Kokosöl, das zu 66 % aus MCTs besteht.

Einen direkten Zusammenhang zwischen sportlicher Bewegung und einer Erhöhung des BDNF konnte die wissenschaftliche Arbeit von Nicola Lautenschläger zeigen: Eine Verbesserung um 1'800 % bei Gedächtnisleistung, Sprachfähigkeit, Aufmerksamkeit und weiteren kognitiven Funktionen nach sechs Monaten Bewegungstherapie mit 20 Minuten Bewegung täglich bei älteren Menschen (Nicola Lautenschläger «Effekt of Physical Activity on Cognitive Function in Older Adults at Risk for Alzheimer`s Disease» Journal oft he American Medical Association 300, Nr. 9 September 2008). Viele andere Studien belegen den kognitiven Nutzen durch gesteigerte körperliche Aktivität, was einem um drei Jahre verjüngten Lebensalter und einem 20 %igen Rückgang des Risikos einer kognitiven Beeinträchtigung entspricht (Jennifer Weuve et al. «Physical Activity, Including Walking and Cognitive Function», Journal of the American Medical Association 292, Nr. 12 September 2004).

Der BDNF regt die Gehirnzellen zu positivem Wachstum an, er verbessert die Funktionalität und die Gesundheit der Zellen. Die Dendritenkomplexität und die Plastizität der Synapsen wird durch intellektuell anregende Tätigkeit und Meditation gefördert. Meditation hilft uns, unsere komplexe Innenwelt, sowie das universale Energiefeld kennenzulernen. Neben der antioxidativen, antientzündlichen, antimykotischen und antibakteriellen Wirkung regt Curcumin auch die BDNF Produktion an. Curcumin aktiviert den Nrf2-Signalweg, den genetischen Schalter für die Glutathion-Produktion zum Schutz der Mitochondrien.

Eine gute Nachricht zum Abschluss: Erst seit 1998 wissen wir, dass es im Gehirn jedes Menschen einen Vorrat an neuronalen Stammzellen gibt und dieses Reservoir ständig aufgefüllt wird. Neue Nervenzellen entwickeln sich tatsächlich noch im siebten und achten Lebensjahrzehnt! Bis dahin galt die These, dass Nervenzellen sich nicht erneuern und nachwachsen können (Sharon Begley «Neue Gedanken – neues Gehirn: die Wissenschaft der Neuroplastizität beweist, wie unser Bewusstsein das Gehirn verändert.» München: Goldmann, 2010).

Unsere Organe werden zu 80 % durch den Blutfluss und durch 20 % durch Nervenimpulse versorgt. Beim Gehirn ist das Verhältnis andersherum: 20 % des Inputs kommt über das Blut und ist daher für Medikamente oder Nahrungsergänzungsmittel der Zugangsweg. Jedoch kommen 80 % der Impulse über das Nervensystem, weshalb Psychotherapie, Bewegung und Berührung, Atmung, sensomotorische Stimulation, Musik und Meditation so kraftvolle und wirksame Faktoren sind.

Neues aus der Gehirnforschung

Kommunikation und Interaktionsprozesse im therapeutischen Kontext

Christel Bucher

Das Messverfahren

Mit einem speziellen EEG-spektralanalytischen Messverfahren können funktionelle Prozesse des Gehirns sichtbar gemacht werden. Gekoppelt mit Fragen eines Standardtests ist so eine differenzierte Diagnostik der vorhandenen Probleme der jeweiligen Klienten und der damit verbundenen Ursachen möglich. In den entsprechenden Messgrafiken zeigen sich durch die besonderen Modifikationen des EEG Korrelate für Gefühle, die zum Einen als Blockaden, Traumatisierungen, Ängste, Umweltbelastungen oder aber auch als Empathie, Intuition und Offenheit für Bewusstseinsprozesse interpretiert werden können. Beurteilungskriterien sind dabei aktivierte Frequenzen, Wellenhöhe, Morphologie, zeitliches Verhalten und Reagibilität. Zusätzlich kommen durch die Darstellung in der Zeit im Chronospektrogramm weitere Parameter hinzu wie zum Beispiel die Synchronizität der Hemisphären, aufmodulierte Rhythmen oder unterdrückte Frequenzen, um nur einige zu nennen.

Durch eine breite empirische Absicherung ist eine Zuordnung der gemessenen Pattern nicht nur zu kognitiven oder körperlichen Prozessen, sondern auch zu verschiedenen psychischen Themen möglich.

Diese Messgrafiken geben einen Einblick in die lebensgeschichtlich erlernten und verfestigten Reaktionsmuster und ermöglichen so einen individuellen Zugang zu einer Verarbeitung und Veränderung eines Problems.

Neuroaktive Musik

Da sich diese Probleme als Frequenzblockaden, Synchronisationsprobleme oder Rhythmusstörungen in den Messungen zeigen, ist es auch möglich für diese individuell und gezielt musikalische Interventionen dem Gehirn anzubieten durch eine neuroaktive Musik. So erhält das Gehirn einen auditiven Input, der die Bereitschaft des Gehirns zur plastischen Reorganisation erhöht und somit Lernfenster für neue Verarbeitungs- und Reaktionsmuster eröffnet. Diese lern- und prozessbeschleunigende neuroaktive Musik ist als therapiebegleitendes Arbeits- und Trainingsinstrument auch für therapeutische Prozesse psychischer Themen geeignet.

Auf der Grundlage der Messung ist es möglich, für jeden Klienten diese neuroaktive Musik individualisiert zu erstellen, die er dann eigenverantwortlich autonom in den Alltag integriert aktivitätsbegleitend hört. Entsprechend der jeweiligen Anliegen kann diese Musik auch therapiebegleitend gehört oder in Absprache mit den Therapeuten in therapeutische Prozesse sinnvoll integriert werden.

Die EEG-Spektralanalyse in der Forschung

Aufgrund der Differenziertheit des Messverfahrens hat es seinen Stellenwert in der Forschung zu den unterschiedlichsten Fragestellungen gefunden. So können verschiedenste therapeutische Techniken wie zum Beispiel Körperarbeitstechniken, Licht und Lasersysteme oder farbtherapeutische Techniken in ihrer Wirkweise untersucht werden.

Durch parallele Messungen von Arzt und Patient oder Therapeut und Klient lassen sich Kommunikations- und Interaktionsprozesse im therapeutischen Kontext messtechnisch begleiten. So sind Aussagen zur Bedeutung der verbalen Achtsamkeit in der Kommunikation zwischen Therapeut und Klient möglich. Auch die gedankliche Einstellung zeigt sich in entsprechenden Korrelaten. Die Bedeutung der verbalen und nonverbalen Kommunikation und Interaktion im therapeutischen Kontext kann so untersucht werden. Die Bedeutung der Beziehungsqualität im therapeutischen Kontext wird durch die Messgrafiken offensichtlich als Basis für jegliche therapeutische Arbeit. Gedankenhygiene, Achtsamkeit in Worten und Gesten sowie liebevolle Akzeptanz des Gegenübers sind die grundlegenden Kompetenzen des Therapeuten.

Wer sich weiter über unsere Arbeit informieren möchte, kann gerne weitere Informationen beim Verein anfordern.

NEUROSCIENCE and ART e.V.
gegründet von Günter Haffelder
Kalleestr. 5
D-70469 Stuttgart-Feuerbach
Telefon +49(0)711- 88219710
Forschungen/Vorträge/Projekte 0049 (0)170 8074454
Messungen/Terminvereinbarungen 0049 (0)172 6409330
neuroscienceandart@t-online.de
www.neuroscienceandart.de

Clínica Poética und Casa-Aroeira-Project

Juliana Bom-Tempo und Isabela Giorgiano

«Er hat seine Fussspur auf dem Boden hinterlassen, er ist sich selbst gefolgt.»
(Afrikanisches Sprichwort aus Sambia)

Bevor wir uns vorstellen, möchte ich euch bitten aufzustehen. Schaut euch gegenseitig an. Schaut euch in die Augen, lasst euch von den Blicken anstecken. Wenn ein Flirt entsteht, ein Blick, der länger anhält und du dich eingeladen fühlst, kannst du innehalten und in diesem Blick verweilen, in einem Austausch, in einem Anker.

Ich möchte dich bitten, dich an einen Regentag zu erinnern, an einen Tag, den du erlebt oder von dem du geträumt haben. Erinnere dich an diesen Tag und wähle eine Szene, ein Bild aus diesem Moment. Schau in die Augen, in denen du verweilst, und lege deine Hände wie Muscheln über deine Ohren. Erzähle diese Szene flüsternd, als ob du dieses Geschenk jedem anbietest, der dich ansieht. Flüsteree in der Sprache, die du bevorzugst.

Wenn du fertig bist, nimm die Hände herunter und schaue weiter. Berühre mit beiden Händen dein Brustbein, genau in der Mitte deiner Brust, und bewege deine Hände mit einer leichten Berührung auf und ab. Lass deine Hände subtil nach unten wandern und schaue dabei nach oben. Spüre, wie sich deine Kehle öffnet. Du kannst deinen Kopf auch nach rechts und links drehen. Du kannst die Hände senken, dich mit den Augen verabschieden und dich auf deinen Platz setzen.

Guten Morgen, Bonjour, Bom dia
Mein Name ist Juliana Bom-Tempo. Auf Portugiesisch bedeutet das «Juliana Gute Zeit». Mit mir werdet ihr also keine schlechte Zeit haben. Und das ist meine Freundin und Arbeitspartnerin Isabela Giorgiano.

Wir arbeiten zusammen in Brasilien, in einer Stadt namens Uberlândia. MG. Ich bin Psychologin, promovierte Pädagogin und Professorin für den Studiengang Tanz am Institut der Künste der Bundesuniversität von Uberlândia. Isabela ist angehende Architektin, sie studiert im Masterstudiengang Architektur.

Bevor wir über das sprechen, weswegen wir hierhergekommen sind, möchte ich sagen, dass ich in diesen drei Tagen Samuel persönlich kennenlernen konnte. Samuel ist in euren Augen, in der Art und Weise, wie ihr lebt und Geschichten erzählt, in der Fürsorge für eure Kinder und in der Art und Weise, wie ihr sie beschützt und für diesen Lebensstil sorgt. Echte Psychotherapie ist eine Lebensweise.

Wie viel Leben steckt in den Tränen von Kasia?

Wie viel Leben steckt in der Umarmung von Danièle?

Wie viel Leben liegt in Sebastians Augen?

Und in der Stimme von Juliana und Lucy und Dominic?

Und in Marlas «Guten Morgen»?

Und in jedem von euch ... Ich kann nicht alle aufzählen, sonst würde ich stundenlang darüber reden ...

Deshalb möchte ich Danièle etwas anbieten und sie einladen, hierherzukommen. Ich gebe dir diesen Stein und lade dich ein, an ihm zu riechen. Es gibt ein Wort im Portugiesischen, das ich sehr mag, nämlich «Ssaudade». «Saudade» gibt es in keiner anderen Sprache. Es drückt etwas aus, das nicht leicht zu fassen ist. Es geht nicht ums Vermissen, es geht nicht um «Ich vermisse dich». «Saudade» ist ein bejahendes Gefühl. Es bedeutet so viel wie: Grüsse die Abwesenheit, die vorhanden ist. «Saudade» ist hier und jetzt und du kannst sie fühlen. Ich lade euch ein, auf Portugiesisch zu sprechen: SAUDADE!

Wir sind sehr, sehr, sehr glücklich, mit jedem Einzelnen von euch hier zu sein. Unser aufrichtiger Dank gilt Patrícia, Marcel, Melchior, Esther, Sebastian, Kasia und vor allem Samuel, die dieses Treffen möglich gemacht haben, eine «unerwartete Begegnung der Verschiedenen» - wie die portugiesische Schriftstellerin Maria Gabriela Llansol sagte. Er gilt diesem Ereignis und dieser Gemeinschaft, die ihr jeden Tag auf eure Art und Weise lebt und aufbaut dadurch, wie ihr euch gegenseitig anseht, wie ihr Gewohnheiten und Lebensräume schafft. Ihr schafft diesen existenziellen Ort eines gelebten Lebens. Vielen Dank dafür!

Wir bilden ein multidisziplinäres Team, zu dem Tänzer, Performer, Therapeuten, Psychologen, Krankenschwestern usw. gehören. Die Clinica poetica verbindet die Künste des Körpers und der Klinik in gegenseitiger Zusammensetzung. Der Körper und die Erfahrung sind ein Ausdrucksgebiet, in dem wir diese Geographie kartieren können. Wir verstehen den Körper als eine erste Ökologie und dass er voller Zuneigung und Verzauberung ist.

Ich habe vielen Leuten hier gesagt, dass wir Hexerei betreiben, dass dies unser Beruf ist. Das ist kein Scherz. Die Welt und der Körper, die Empfindungen sind entzaubert. Wir müssen das Konkrete wieder verzaubern, das Leben wieder verzaubern. Wir müssen unsere Fähigkeit retten zu verstehen, dass die Bäume eine Seele haben.

Ein brasilianischer Denker namens Eduardo Viveiro de Castro, ein Anthropologe, spricht von einem schamanischen Perspektivismus. Wir verlieren oft die Fähigkeit, uns in eine andere Sichtweise hineinzuversetzen, wenn wir andere Kulturen betrachten. Er erzählt die Geschichte eines amerikanischen Stammes, der Kannibalismus-Rituale praktizierte. Als der Forscher bei dem Stamm lebte, fragte er den Indianer, warum er das Blut eines Artgenossen trinke, wenn er es nicht zum Essen brauche. Der Indianer antwortete, dass er während des Rituals, wenn er von einer gewissen Ekstase berührt wird, kein Mensch sei, sondern ein Jaguar, und dass er das Blut trinke, um diesen Menschen zu ehren. Aus Sicht des Anthropologen kannibalisiert der Indianer den Mann, aus Sicht des Indianers hat er Jaguar-Attribute, ehrt und geniesst seinen Blutwein.

Es geht um diese Verzauberung, um diese Hexerei der Sensibilisierung unserer Körper, dass wir unsere existenziellen Territorien betrachten müssen. Wir müssen verstehen, dass Erde, Stein und Wasser eine Seele, eine Geschichte und ein Gedächtnis haben und dass es eine bestimmte Ethik und eine gewisse unmenschliche Ästhetik gibt, mit der wir uns wieder verbinden müssen.

Wir arbeiten mit einer brasilianischen Künstlerin zusammen, die in den 70er Jahren im Exil in Paris lebte – Lygia Clark. Sie schlägt eine Arbeit namens Estruturação do Self vor, bei der in Einzelsitzungen Körper mit einfachen Objekten wie einem Stein, einem Beutel mit Wasser, Muscheln usw. sensibilisiert werden. Sie nennt diese Objekte Beziehungsobjekte und behauptet, dass es sich um Körper handele, die mit dem körperlichen Territorium ihrer «Klienten», wie sie sie nennt, in Beziehung treten. Caetano Veloso, ein brasilianischer Musiker, schrieb ein Lied für Lygia, während er ebenfalls im Londoner Exil lebte, mit dem Titel «If you hold a stone» – über Lygias Stein.

Mit den Worten von Caetano Veloso: «Wenn du einen Stein hältst, halte ihn in deiner Hand. Wenn du das Gewicht spürst, wirst es nie zu spät sein Zu verstehen.»

Die Arbeitsmethodik von Clinic-Poetics geht von einer Frage aus: «Wie geht es dir gerade?» als Mittel zur Kartierung und Intervention. Dieser Vorschlag zielt darauf ab, die Prozesse der Modulation von Körper und Gefühlen zusammen mit dem durch emotionale Krisen erzeugten Alarmzustand zu verfolgen. Das Konzept der Gesundheit, das diese Arbeit leitet, basiert auf der Perspektive, dass «grosse Gesundheit» paradoxerweise eine zerbrechliche Gesundheit ist, offen für die Instabilitäten und Variationen einer Welt in Transformation und Metamorphose. Wohlbefinden in Momenten solch intensiver Veränderung bedeutet auch, den Zustand des Unwohlseins zu ertragen. Was uns dazu bringt, uns gut oder schlecht zu fühlen, macht nur in der Beziehung zwischen Körpern und Welt einen Sinn. Ein Beharren auf der Existenz und dem Leben ist in der Regel mit einer Zunahme der Lebensfreude verbunden.

Aber von welcher Art von Leben sprechen wir?

Wir leben in einer Welt, in der das Ergebnis des Aufbaus und der Zersetzung des Lebens mit einem bestimmten «Selbstmordzustand» verbunden ist. In Anbetracht der Tatsache, dass wir von diesem selbstmörderischen Zustand beherrscht werden, sind wir aufgefordert, darüber nachzudenken, welches Leben wir leben wollen. Inmitten dieses Problemfeldes habe ich eine Interventionsstrategie entwickelt, die ich Clínica-Poética nenne, und zwar in Zusammenarbeit mit einem transdisziplinären Team, dem Fachleute aus dem Gesundheitswesen, Künstler und Pädagogen angehören. Diese Strategie hat den Körper als Prämisse. Wir verstehen, dass jedes Symptom im und durch den Körper auftritt, und wir schlagen vor, in die sensorischen und affektiven Dimensionen dieser Somato-Territorialität einzugreifen. Das Verfahren von Clínica-Poética basiert auf den Arbeiten einiger brasilianischer Künstler wie Lygia Clark, Hélio Oiticica oder Ernesto Neto.

Wir beginnen also die Arbeit mit einem Pakt zwischen den Teilnehmern. Dieser Pakt wird in drei Sätzen behandelt, die wir als verben-muskulär betrachten. Wir gehen davon aus, dass es eine Muskulatur der Affekte, Stimmungen und emotionalen Zustände gibt. Unsere Perspektive ist es, diesen Muskeltonus zu aktivieren, um Selbstfürsorgestrategien zu entwickeln, die gemeinsam aufgebaut sind.

• Verb-muskulär: sich hingeben heisst nicht aufgeben
• Verb-Muskel: Du bist Experte für dich selbst und hast Autonomie in diesem Experiment
• Muskuläres Verb: Sich um die anderen zu kümmern bedeutet, sich um sich selbst zu kümmern, da gibt es keinen Unterschied.
• Wir arbeiten mit Strategien der Installations- und Performancekunst und unterteilen unser Vorgehen in drei Momente:
• Den Körper öffnen. Wir schlagen vor, die sensorisch-motorische Kapazität zu erweitern und das freizulegen, was durch das tägliche Leben vorgeschrieben ist.

- Imminenz. Wir entwickeln einen problematischen Plan für die Körperempfindlichkeit und Körper-wahrnehmung, wir arbeiten mit Techniken der Überbelüftung, motorischem Lähmung oder Er-schöpfung.
- Sturm. Dies ist ein Moment der Zusammensetzung und des klinischen Managements von emoti-onalen und aufkommenden Körperreaktionen. Mit dieser Methodik haben wir eine klinisch-poeti-sche Konzeption aufgebaut, in der die Verbindung mit der Sensibilität, mit der Landschaft, mit dem Körper, mit dem Leben und mit der Natur unsere Möglichkeit einer ethischen Konstruktion mit der Welt eröffnen kann.

Im schamanischen Perspektivismus haben wir die Vorstellung, dass alles, die Tiere, die Erde, die Pflanzen, die Männer, die Frauen, die Kinder, die Pflanzen, die Sonne, der Mond, der Kosmos – al-les eine Seele hat, alles menschlich ist und alles respektiert werden muss, mit einer gewissen ethi-schen und existenziellen Gerechtigkeit.

In diesem Sinne sind wir der Meinung, dass eine Klinik, die darauf abzielt, Sensibilitäten und Emp-findungen zu öffnen, einen ökologischen, ethischen, ästhetischen und politischen Grundsatz hat. Wir sind der Meinung, dass es eine Ökologie der Körper, eine soziale Ökologie und eine Umweltökolo-gie gibt. Diese drei Ökologien können zusammen ein Leben aufbauen, das vielleicht lebenswert ist. Das ist unsere Wette.

Neben dieser Arbeit, die ich geleistet habe und die wir seit 2006 durchführen, haben wir auch das Projekt Casa Aroeira ins Leben gerufen. Aroeira ist ein sehr starker Baum in Brasilien, der sogar im Volksmund vorkommt: Du bist stark wie ein Aroeira.

Kasia beschrieb am ersten Tag dieser Veranstaltung zufällig, wie Casa Aroeira funktioniert: Ein Ort der Pflege, aber mehr als das, ein Ort, an dem das Leben wichtiger ist als die Krankheit. Ein Ort, an dem wir mit Kunst arbeiten werden, mit Tanz, Musik, Performances, mit Zeremonien und Ritualen. Ein Ort, an dem wir leben werden und an dem die Menschen Zeit verbringen können, um die Kon-sistenz dessen, was sie in ihrem Leben beschäftigt, aufzubauen oder wiederherzustellen.

Dem Leben einen Sinn zu geben, ist eine Aufgabe, das ist die Arbeit von Casa Aroeira. Wir müssen lebendig sein, aber … welches Leben wollen wir führen? Das ist die grundlegende Frage von Casa Aroeira: Zu welchem Leben möchte ich meine Töchter einladen?

Wir arbeiten mit einer philosophischen Perspektive von zwei zeitgenössischen französischen Philo-sophen: Gilles Deleuze und Félix Guattari, mit der Schizoanalyse, die aus der 1953 gegründeten Kli-nik La Borde in Zentralfrankreich hervorgegangen ist. La Borde gilt als Modellklinik im Bereich der institutionellen Psychotherapie. Alle Mitglieder beteiligen sich aktiv an der Leitung der Einrichtung, sowohl die Patienten als auch das medizinische Team und die anderen Mitarbeiter. Félix Guattari sagt, dass nur die Köchin die Funktion nicht wechseln kann, aber alle anderen Angestellten können in jeder Funktion tätig sein.

Keine horizontalen Beziehungen, denn wir sind nicht gleich, und auch keine vertikalen, denn nie-mand ist besser als ein anderer. Aber die Transversalität unserer Arbeit und unsere Sensibilität für das Leben. Die Schizoanalyse schlägt vor, den schizophrenen Prozess als einen Weg zur Herstel-lung von Gesundheit zu betrachten, die Entneurotisierung der Art und Weise, wie wir das Leben und die Gesundheit verstehen. Es ist weder ein Vorschlag, in die Psychose einzutreten, noch eine Ent-schuldigung für den Schizophrenen als revolutionäre Figur.

Der Vorschlag besteht darin, den schizophrenen Prozess als eine Möglichkeit für Schöpfung und Gesundheit zu betrachten. Ein riskanter Vorschlag! Bei Deleuze und Guattari gibt es einen Satz, der dies auf den Punkt bringt: «Seien wir realistisch, hoffen wir auf das Unmögliche!»

Auch dazu habe ich einen Vorschlag: Wir brauchen gesunde Räume, um verrückt zu sein.

Aber dieser schizophrene Spaziergang, zu dem wir dich einladen, lädt uns auch ein, über einige Dinge nachzudenken:

- Dass diese Gesundheit immer zerbrechlich ist. Sie erfordert eine ständige Pflege, die Arbeit eines ganzen Lebens.
- Dass wir über das Primat der Differenzierung nachdenken. Was mich dazu bringt, ein anderer zu werden, mich von mir selbst zu unterscheiden, in ständige Veränderung zu gehen, wird durch Begegnungen, in Beziehungen ausgelöst. Wenn ich mich dafür öffne, was die Andersartigkeit des anderen in mir auslöst. Wie kann ich über mich selbst überrascht sein? Wie kann ich überrascht sein, was mein Körper kann und was ich kann?
- Zu verstehen, dass wir daran interessiert sind, ein Gemeinsames aufzubauen, das die Unterschiede radikal berücksichtigt, was uns von uns selbst und untereinander unterscheidet.
- Spinosa, ein anderer Philosoph, dem wir folgen, stellt eine sehr interessante Frage, und zwar nach dem vernünftigen Menschen und dem verrückten Menschen. Was unterscheidet den einen von dem anderen?

Spinosa zufolge gibt es vom Standpunkt der Potenz aus gesehen keinen Unterschied zwischen dem vernünftigen und dem wahnsinnigen Menschen. Nicht, dass sie dieselbe Potenz hätten, sondern dass jeder von ihnen, soweit er sich selbst hat, seine Potenz verwirklicht oder beeinflusst. Das heisst, dass beide, so wie es jeder kann, eine Anstrengung unternehmen, um in ihrem Sein zu verharren. Das ist es, was Spinosa Conatus nennt: unsere Fähigkeit durchzuhalten, auf unserem Sein zu beharren.

Jeder hat eine Potenz und jeder tut so viel, wie er in sich selbst hat. Das ist das natürliche Recht. Der Unterschied zwischen dem vernunftbegabten Menschen und dem psychisch Kranken besteht darin, dass sie unterschiedliche und spezifische Möglichkeiten haben, ihre Potenz in der Tat, unter diesen und jenen Bedingungen zu entfalten. Für Spinosa sollte eine Gesellschaft einen Kontext garantieren, in dem jeder seine Potenz auf immer vielfältigere Weise ausüben kann.

Das denken wir also: Man weiss nie im Voraus, was ein Körper tun kann. Es ist eine lange Geschichte des Experimentierens. Nun, aber jedes Experiment birgt ein Risiko. Ja, wir müssen uns notwendigerweise auf dieses Risiko einlassen, auf das Risiko, uns zu verändern, auf das Risiko, mit den Begegnungen ausgestattet zu sein, mit dem, was die Andersartigkeit des anderen in uns auslöst.

Wir sind sehr verschieden. Wir sind aus Brasilien gekommen und konnten beim ersten Mal nicht einsteigenkommen Unser Land befindet sich in einer sehr traurigen und schwierigen Situation. Unsere Freunde haben sich gegen uns gewendet, wir haben Angst vor unseren Nachbarn und sie haben Angst vor uns. Unsere sozialen und politischen Unterschiede haben uns die Freude genommen und die Welt hat ihre Grenzen geschlossen. Wir befinden uns in unserem Land mit einer Regierung, die Traurigkeit produziert, um die Menschen zu verwalten. Wir sind traurig!

Wir sind hier angekommen und leben das Paradox unserer Saudade und unseres Appetits, der sich mit jedem Bonjour öffnet. Mit jedem Lächeln von dir zu uns. Jeden Abend, wenn ich den Kirchenglocken zuhöre. Jedes Mal, wenn ich mich daran erinnere, dass wir uns in unserer prekären Menschlichkeit mit dem Unterschiedlichsten finden können, mit einem gewissen Geheimnis, das uns verzaubert, von hier nach dort und von dort nach hier.

Ich frage mich: Was ist der Unterschied zwischen Leidenschaft und Panik? Zwischen Angst und Sehnsucht? Was ist das Kriterium, um zu sagen, was gut und was schlecht ist? Wann ist der beste Zeitpunkt, um dir zu sagen, wie sehr ich dich liebe?

Vinicius de Moraes, ein brasilianischer Sänger, hat gesungen: «Ich hatte viele Lieben in meinem Leben, einige von ihnen dauerten so lange wie ein Blick.»

Was kann eine Begegnung bewirken? Was kann diese Begegnung zwischen uns in dem Raum zwischen diesem Erdbeerfeld und den Aroeiras aus Minas Gerais bewirken? Ich weiss es nicht! Aber ich weiss, dass es meinen Appetit anregt.

Ich lade dich ein, deine Augen zu schliessen und dich zu fragen: Wie geht es mir jetzt gerade? Wie geht es meinem Körper, meinem Herzen, meinem Unterbauch?

Airton Krenak, ein brasilianischer Indianer und Denker, sagte: «Unsere Zeit ist darauf spezialisiert, Abwesenheiten zu schaffen. Die Abwesenheit des Sinns des Lebens in der Gesellschaft, der Sinn der Lebenserfahrung. Das erzeugt eine grosse Intoleranz gegenüber denjenigen, die noch die Freude am Leben, am Tanzen, am Singen erleben können. Und sie ist voll von kleinen Konstellationen von Menschen auf der ganzen Welt, die tanzen, singen und es regnen lassen. Meine Provokation, das Ende der Welt hinauszuzögern, besteht genau darin, dass wir immer noch eine Geschichte erzählen können. Wenn wir das tun können, verschieben wir das Ende.»

Damit wir diese klinisch-poetische Arbeit machen können, müssen wir einen Pakt schliessen. Dafür schlagen wir drei Sätze vor, die wir Muskel-Verben nennen, inspiriert von der affektiven Athletin Antonin Artauds. Wir gehen davon aus, dass es eine Muskulatur von Affekten, Stimmungen und emotionalen Zuständen gibt. Unsere Perspektive ist es, diesen Muskeltonus zu aktivieren, um Selbstfürsorgestrategien zu konstruieren, die kollektiv aufgebaut sind.

Das erste Muskelsprichwort lautet: Sich ergeben heisst nicht aufgeben. Das zweite lautet: Du bist ein Experte für dich selbst und hast Autonomie bei der Arbeit. Und das dritte lautet: Sich um den anderen zu kümmern bedeutet, sich um sich selbst zu kümmern, da gibt es keinen Unterschied. Stimmst du dem zu? Es ist eine sehr wichtige Sache: Mach dir keine Gedanken darüber, ob das, was du tust, richtig ist oder nicht, mach es einfach so, wie du es für richtig hältst. Glaube an das, was du bekommst, das ist alles!

Ich möchte noch ein wenig über das Herz sprechen. Dieses Organ ist nicht nur lebenswichtig, um Blut und Luft durch den Körper zu pumpen. Das Herz ist auch eine mächtige Maschine, die es uns ermöglicht, in der Existenz von uns selbst zu verharre, nach Spinoza dem Connatus. Ein zentraler Punkt in diesem Satz ist, dass wir verstehen, dass wir drei Herzen haben: im Kopf, im Herzen und im Becken, dem Mittelpunkt des Körpers. Wir haben den zentralen Punkt des Körpers, auch Hara genannt, der die Körperenergie für die Schöpfung und das praktische Leben freisetzen kann. Diese

Energie muss verfügbar gemacht werden, um die Art und Weise, wie wir leben, wie wir etwas auf die Welt bringen, wie wir in der Welt handeln, aufzubauen und zu erhalten. Wie können wir unsere Erde vorbereiten?

Ausserdem fliesst die Energie in aufsteigenden Pfaden und absteigenden Richtungen. Hermes Trismegistus, der im 1. und 2. Jahrhundert v.Chr. lebte, sagte: «Was oben ist, ist wie das, was unten ist. Das, was unten ist, ist wie das, was oben ist.»

Dieser Vorschlag ist den Vorstellungen der fraktalen Geometrie des 20. Jahrhunderts sehr ähnlich. Fraktal ist in der Mathematik eine Klasse komplexer geometrischer Formen, die eine «fraktionale Dimension» haben und deren Muster sich makro- und mikroskopisch wiederholen. Diese fraktale Geometrie wird von Gruppen, die sie mit der Lebensenergie in Verbindung bringen, auch als heilige Geometrie bezeichnet. Was wir im Universum sehen, wiederholt also die Muster in mikroskopischen Dimensionen. Das ist wie bei den Bahnen der Atome und Galaxien oder den Körpern und unseren Augen.

Um diese absteigende Energie zu aktivieren, brauchen wir Mut!

Das Wort Mut kommt von lateinisch Cor/Cordis und griechisch Coratium und bedeutet Herzensaktion. Das Herz zu stärken bedeutet also, die Handlungsfähigkeit im Leben zu erhöhen. Im Französischen bedeutet das Wort maintenant oder jetzt, tenir à la main oder etwas zur Hand haben, in der Hand halten. COURAGE ist also der Impuls, angesichts von Angst, Gefahr und Risiken zu handeln.

Unsere Arbeit besteht darin, unsere Kraft in unserem Hara mit dem Zentrum der Erde zu verbinden und diese Energie zur Verfügung zu stellen, um sie jetzt zu nutzen, um diese Energie in unserer Hand zu halten, als ob wir einen Stein in der Hand halten. Oder wie Caetano Veloso aus Brasilien vorschlägt:

«Wenn du einen Stein hältst, halte ihn in deiner Hand. Wenn du das Gewicht spürst, wirst es nie zu spät sein Zu verstehen.»

Das Differenzial dieser Klinik ist die Poetik. Wir müssen uns des Ereignisses der Verzauberung bewusst sein und ein Auge auf die poetischen Kompositionen haben, die hier stattfinden können. Vielleicht können wir das Unsichtbare aus dem Sichtbaren selbst zeigen.

Fallbeispiel Psychose – Aufsatz in Medizinethik

von Lucy Weidenbach

Eine ca. 30-jährige Patientin wird in eine psychiatrische Praxis überwiesen. Sie hatte in der Vergangenheit immer wieder psychotische Episoden (z.B. zog sie in einem Zug die Notbremse, weil sie sich von einem Mann verfolgt fühlte), infolge derer sie auch schon mehrmals psychiatrisch hospitalisiert worden war, teilweise auch per Verfügung.

Ihr Gesamtzustand ist schlecht, sie kann sich nicht mehr selbst versorgen und ist auf Betreuung angewiesen. Durch ihren schizophrenen Zustand ist ihr Alltag stark eingeschränkt, allerdings sieht sie selbst ihr Problem nicht darin, dass sie innerlich, geistig krank ist, sondern sieht die Ursachen im Äusseren. Sie hat Angst vor ihren Mitmenschen und verdächtigt diese, sie wollten ihr schaden. Diese Weltanschauung ist typisch für Psychosen und beinhaltet eine sehr beschränkte Selbstwahrnehmung.

Die junge Frau stellt im Moment keine akute Gefährdung für sich selbst oder andere dar, ist aber durch die Krankheit stark abhängig von anderen. Sie sträubt sich gegen Zuwendungen oder Massnahmen ihrer Eltern oder anderer Autoritätspersonen, will in Ruhe gelassen werden und sagt, sie wolle keine Unterstützung. Andererseits wäre sie ohne diese recht hilflos, was sie wohl auch unterbewusst spürt, da sie widerstrebend auch immer wieder Hilfe annimmt, sei diese finanzieller oder organisatorischer Art. Mit den Eltern hat sie sporadisch Kontakt, jedoch ein angespanntes Verhältnis.

Die behandelnden Ärzte, ein Ehepaar, das die Praxis gemeinsam führt, sind der Ansicht, dass mit Medikamenten eine Besserung des Zustandes der Patientin erreicht werden könnte. Sie würden gerne Neuroleptika verabreichen, um die psychotischen Symptome zu mindern und damit wieder ein normaleres Leben zu ermöglichen. Die Patientin aber ist überzeugt, dass Medikamente ihr nicht helfen, sondern eher schaden würden. Sie ist durch den Wahn, der behandelt werden soll, nicht in der Lage, die Vorteile einer medikamentösen Behandlung einzusehen, und kann noch nicht einmal wirklich einsehen, dass sie krank ist.

Die Eltern werden zurate gezogen, und sind dagegen, dass ihre Tochter durch Zwang oder Überredung medikamentiert wird, sie wollen ihr so viel Entscheidungsraum wie möglich lassen. Würde das Ärzteehepaar entscheiden, dass trotz dieser Widrigkeiten eine Therapie mit Medikamenten durchgesetzt werden muss, so würde dies in einer paternalistischen Weise geschehen, indem die Frau durch die Autorität der Ärzte und ihre eigene Unsicherheit dazu gebracht wird, sich der Therapie zu fügen.

Das ethische Problem liegt darin, dass die Ärzte in diesem Fall nicht nur herauszufinden haben, was für eine medizinische Vorgehensweise die optimalste wäre, sondern auch für die Patientin entscheiden müssen. Um diese Entscheidung zu treffen, müssten sie eigentlich wissen, inwiefern die Krankheit die Frau beeinflusst und wie sie die Lage beurteilen würde, wäre sie gesund. Das Ziel der Behandlung ist, die Autonomie der kranken Person wiederherzustellen. Um dieses Ziel zu erreichen, muss zunächst einmal herausgefunden und festgelegt werden, wie diese Autonomie aussieht und was am momentanen Zustand noch davon abweicht.

Die rechtliche Lage in diesem Fall ist nicht eindeutig. Es gibt ein Gesetz, nach dem die Zwangsbehandlung eines Patienten mit Medikamenten und Massnahmen rechtlich ist, weil er eine akute Gefährdung für sich oder andere darstellt. Dieser Paragraph wird im klinischen Alltag sehr häufig verwendet, um schwierige Fälle und Situationen wie den vorliegenden möglichst einfach zu lösen und Menschen, die in der Gesellschaft auffällig werden, aber selbst nicht der Ansicht sind, dass ihnen etwas fehlt, ruhigzustellen. Manchmal ist dabei die akute Gefährdung gar nicht gegeben oder wird stark überinterpretiert. Es ist jedoch im Weltbild vieler Menschen, und in diesem Fall Mediziner, einfach nicht vorgesehen, dass jemand «verrückt» sein und bleiben darf, selbst wenn kein Leidensdruck herrscht. Ein wirklicher Zwang geschähe im Fall dieser schizophrenen Patientin ja auch nicht, sie würde jedoch bevormundet und das Urteil darüber, wie es in ihrem Innern aussieht und was man daran ändern muss, würde ein anderer Mensch an ihrer Stelle fällen.

Für mich ist die erste Annahme, die in diesem Fall gemacht wurde, jene, dass die Patientin eine Krankheit des Geistes hat, die ihr schadet. Diese Annahme beruht auf Beobachtungen, die von vielen Menschen gemacht wurden. Die Frau verhält sich nicht der Norm entsprechend, da offensichtlich ihre Wahrnehmung abweicht von dem, was allgemein gültig ist. Sie kommt in Schwierigkeiten, weil sie ihr Verhalten nicht gesellschaftskonform zu gestalten weiss, weil sie ihre persönliche Wahrheit nicht mit der ihrer Mitmenschen vereinbaren kann. Schizophrenie wird zwar schon seit Jahrtausenden beobachtet, wirklich verstehen tut man die Krankheit jedoch nicht. Klar scheint allerdings zu sein, dass die Patientin nicht glücklich ist und auch ihr Umfeld unter der Unvereinbarkeit leidet, die ihre veränderten Bewusstseinszustände mit sich bringen.

Als zweite Prämisse möchte ich anführen, dass die Patientin aufgrund ihrer Krankheit in ihrer Urteilsfähigkeit eingeschränkt ist. Diese Annahme ist schon schwieriger, denn obwohl relativ klar ersichtlich ist, dass es im Alltag und im Zusammenleben mit der Frau Hürden gibt, die mit ihrem Geisteszustand zusammenhängen, könnten diese doch unterschiedlicher Natur sein. Auch sehr begabte Künstler oder Wissenschaftler haben manchmal Mühe mit ihren Mitmenschen, was jedoch per se noch nichts über ihre soziale Intelligenz oder sogar über ihre Selbstwahrnehmung aussagt. Im Falle einer mit Schizophrenie Diagnostizierten kann man manchmal nur mit Mühe sagen, was reine Wahnvorstellung ist und wo sich einfach eine erkannte (und im Umfeld ignorierte) Wahrheit ihren Weg ans Licht bahnt und dort von denen, die sich nicht damit auseinandersetzen wollen, mit allen Mitteln bekämpft wird.

In diesem Fall wollen wir allerdings davon ausgehen, dass die beiden behandelnden Ärzte sich eingehend mit der Patientin beschäftigt haben und durch Gespräche sowohl mit ihr als auch mit ihren Angehörigen mit relativer Sicherheit sagen können, dass es die Patientin ist, deren Geist krank ist, und dass ihre Wahrnehmung gestört ist. Das hat logischerweise zur Folge, dass sie in gewissen Umständen keine rationalen Entscheidungen treffen kann, weil ihre kognitiven Fähigkeiten eingeschränkt sind. Ich nehme also als gegeben an, dass die Wahnvorstellungen, von denen die Rede war, tatsächlich Wahn sind und damit an der Wirklichkeit vorbeigehen. Daraus folgt auch, dass die Überzeugung, gar nicht krank zu sein und keine Medikamente zu brauchen, auf einem Fehlschluss beruht.

Wenn wir weiter annehmen, dass das Recht auf Selbstbestimmung und Eigenverantwortung auf der Fähigkeit beruht, eine klare und bewusste Wahrnehmung zu haben, so können wir aussagen, dass die Patientin in diesem Recht eingeschränkt ist. Damit ist die Autonomie im jetzigen Zustand nicht gegeben und muss durch die Ärzte, soweit es in ihrer Macht steht, wiederhergestellt werden.

So schwierig die Tatsache auch erscheinen mag, dass Menschen aufgrund ihrer äusseren Beobachtungen beurteilen, was in einer anderen Person vorgeht, und dieser Beurteilung nach auch Handlungen ausüben, die diese Person betreffen, so ist dies doch in der Medizin und auch vielerorts sonst im Leben gängige Praxis und manchmal unumgänglich.

Der dritte Punkt, dessen Wahrheit wir für die Diskussion der Vorgehensweise als wahr annehmen, ist die Tatsache, dass Neuroleptika, also antipsychotisch wirkende Medikamente, das Ausmass der Krankheit vermindern können. Wir gehen also davon aus, dass trotz vieler bekannter Nebenwirkungen und den vielen unbekannten Variablen, die auf die Patientin wirken, einfach weil es um einen chemischen Eingriff in ihr Nervensystem und um eine Beeinflussung ihrer Persönlichkeit geht, die positive Wirkung der Medikamente überwiegt.

Schizophrenie wird vielerorts, und so auch von den Ärzten in unserem Beispiel, als eine Überflutung des Hirns mit Reizen und die mangelnde Fähigkeit zu differenzieren, angesehen. Die Antipsychotika wirken als eine Art Filter, der dabei hilft, Struktur in Wahrnehmung und Leben zu bringen. Mit einer Therapie könnte also die Unabhängigkeit der Frau gefördert werden, auch wenn sie allein durch die Tatsache, dass die Einnahme der Medikamente dem Willen, den sie geäussert hat, widerspricht, scheinbar in ihrer Selbstbestimmung eingeschränkt wird.

Der letzte und wichtigste Punkt, den ich diskutieren möchte, betrifft den mutmasslichen Willen der Patientin. Mutmasslich sage ich, weil wir ja davon ausgehen, dass ihre jetzigen Äusserungen nicht auf Willen, sondern auf Angst basieren und diese Angst ausserdem auf falschen Annahmen beruht. Man kann nicht als gegeben annehmen, dass die Frau sich aus ihrem Wahn befreien möchte. Sie ist zwar jetzt nicht glücklich, man kann aber auch nicht annehmen, dass sie in einem nüchterneren und wahrheitsnäheren Zustand glücklicher wäre. Vielleicht ist ihre Schizophrenie die intuitive Reaktion ihres Körpers auf eine Welt, mit der sie im wachen Zustand nicht klarkommt. Wissen kann man es nicht. Man kann allerdings, aufbauend auf den erwähnten drei Prämissen, behaupten, dass mit einer Therapie zumindest ermöglicht würde, dass sie die Wahl hat, sich für einen bewussteren und freieren Lebenswandel zu entscheiden. Sich zu betäuben oder zu flüchten ist meist möglich, wenn man es denn so will. In diesem Fall wäre dazu nur ein Absetzen der Medikamente nötig, das der Patientin ja frei stehen müsste.

Was die Vertretung durch die Eltern angeht, so gehe ich davon aus, dass diese belastet sind durch Überforderung und wahrscheinlich ein schlechtes Gewissen, weil sie nicht verstehen, was in ihrer Tochter vorgeht und ihr auch nicht helfen können. Man muss respektieren, dass sie ihre Tochter schützen wollen, so gut sie können, allerdings auch in Betracht ziehen, dass sie weder von Schizophrenie noch von der medikamentösen Therapie viel verstehen. Also sehe ich in unserem Fall davon ab, die Ansichten der Eltern als eine valide Vertretung der Interessen der Patientin anzuerkennen.

Als Lösung würde ich vorschlagen, dass ein Versuch gestartet wird, die Patientin von der medikamentösen Behandlung zu überzeugen. Der Versuch sollte mit Nachdruck, aber immer unter Berücksichtigung der Beziehung und der Situation geschehen. Auch ist natürlich die Behandlung einzubetten in eine vollumfassende psychische Betreuung und Begleitung und jedwede Veränderungen in

Zustand und Verhalten zum Anlass zu nehmen, die Entscheidung neu zu überdenken. Will die Patientin zum Beispiel nach einiger Zeit der Behandlung, wenn die Wirkung der Medikamente eingesetzt hat und man davon ausgehen kann, dass sie so weit von ihrem psychotischen Zustand erholt ist, wie man es sich erhoffen kann, die Behandlung absetzen, so ist diesem Wunsch auf jeden Fall Folge zu tragen. Auch müssen die Ärzte sehr sorgfältig darauf achten, dass sie in jedem Fall die Bedürfnisse und das Wohlergehen der Patientin über ihre eigene Meinung setzen. Sollte sie also die Therapie wieder absetzen, so haben sie die Pflicht, sich nach bestem Vermögen für ihr weiteres Wohlergehen einzusetzen, ohne sie je aus Sturheit für diese Entscheidung oder mögliche Folgen verantwortlich zu machen.

Dieser Vorschlag mag im ersten Moment einige Leser empören oder zumindest ein Kopfschütteln hervorrufen. Schliesslich ist in unserem ethischen Gefühl die Autonomie des Menschen als oberste Priorität tief verankert, so auch in meinem. Wäre es nicht besser, wenn unsere Patientin einen Ort finden würde, an dem sie ihren Wahn in aller Ruhe leben und ausleben darf, beispielsweise einen betreuten Wohnplatz, am besten irgendwo in der Natur, wo ihr angespanntes Denken und Drehen zur Ruhe kommen könnte? Wie kann man sich anmassen, zu wissen, was gut und richtig ist, und dieses Wissen mit Autorität und medikamentösem Zwang durchsetzen wollen?

Wenn wir in die Welt um uns herum schauen, sehen wir diese letztgenannte Haltung überall. Lehrer*innen in der Schule, Polizist*innen und Chefärzt*innen in den Spitälern sind nur erste und offensichtliche Beispiele, die einem dabei einfallen. Sie alle haben die Aufgabe, eine bestimmte Art von Ordnung und Umgangston herzustellen, und dürfen dabei teilweise drastische Massnahmen ergreifen. Und hinter den Ordnungshütern stehen Macht und Geld, steht Angst vor der Unsicherheit, moralische Überzeugung und noch dahinter das Tabu des Andersseins, des Verrücktseins. Überall wird dafür gesorgt, dass die Menschen gesellschaftskonform sind, überall wird erzogen. Der utilitaristische Gedanke dahinter ist, dass eine grosse Ordnung letztlich allen hilft, und dass einzelne Ausreisser zwar toleriert werden können, aber keinen grossen intrinsischen Wert haben. Wie viel wir von einer Schizophrenen lernen könnten, schon nur in den Bereichen Geduld, Selbsterkenntnis und natürlicher Autorität, das wird meist verkannt oder gar nicht erst in Betracht gezogen.

Dann allerdings ist auch zu bedenken, dass ein wahnsinniger Mensch einem unheimlich viel Energie abverlangt. Das Gedankendrehen hört von selbst kaum je auf, und egal wie liebevoll und zugewandt das betreuende Ärztepaar in unserem Beispiel auch sein mag, es gibt gewisse Grenzen in der Betreuungskapazität für eine einzelne Patientin. Woher der Wahnsinn auch kommen mag – sei er ein Symptom des Ausbruchs aus unserer verstockten Gesellschaft, ein neuropsychologisches Phänomen, eine vererbbare Krankheit, eine karmische Aufgabe oder eine spirituelle Grenzerfahrung –, es gibt Fälle, in denen das Umfeld einen wahnsinnigen Menschen nicht mehr tragen kann. Auch wenn es eine idyllische Wohnmöglichkeit für die junge Frau gäbe, in der man sich mit viel Zuwendung und Geduld um sie kümmern würde, ist damit nicht gesagt, dass es ganz ohne Medikamente gehen würde. Eine so tief sitzende Angst ist nicht in einer kurzen Zeitspanne geheilt.

Wichtig ist, egal wie in diesem (oder auch jedem) Fall entschieden wird, dass die Absicht hinter der Behandlung von einem mitfühlenden Herzen gesteuert wird. Dass man sich nicht für Autorität und Zwang entscheidet, weil man selbst die Unsicherheit oder Verrücktheit nicht aushält. Dass man die Menschen, auch die Verrückten, so viel wie möglich wie Erwachsene behandelt, damit sie die

Chance dazu haben, sich auch so zu verhalten. Und dass wir uns in diesen Bereichen, wo das nicht möglich ist, sei es aus mangelnder Einsicht oder fehlenden Fähigkeiten von Seiten der Patienten, trotz allem nicht der Erkenntnis verwehren, dass auch unsere Weltsicht beschränkt ist und wir uns immer wieder aufs Neue der Wahrheit eines Menschen annähern dürfen, den wir vielleicht nie verstehen werden.

Störe ich? – Über meine Erfahrungen mit Psychiatrie und Echter Psychotherapie

Erfahrungsbericht einer Betroffenen

Debora Weißbrod

Sichtbar

Darf zu euch nach aussen dringen,

was unter einem längst zu schwer gewordenen Deckel der Abwehr verborgen liegt?

Darf man das sehen, was endlich erlöst werden will?

Darf ich mit meiner Wahrheit als Mensch unter Menschen sein

und euch daran erinnern, was uns von uns selbst,

von der Erde, von der Liebe trennte?

Darf ich euch erinnern?

Darf man diese Narben sehen,

so lange eingeschlossen im Innersten, und auch jene im Aussen?

Darf man mich sehen?

Und darf man die Angst fühlen, die in den Zellen dieses Körpers sitzt?

Dürft ihr eure Angst darin fühlen?

Oder bin ich tabu?

Darf man meine stillen Tränen sehen und auch das Harte, das Laute, das Unbequeme,

all das Verirrte, die Schatten, ohne die es keinen Lichtpunkt gäbe?

Darf ich als Mensch unter Menschen sein

in diesem ums Leben ringenden, wimmernden Körper?

Darf man durch mich hindurch die Lieblosigkeit in der Welt fühlen?

Dürfen wir das fühlen?

Darf mein Körper euch eine Geschichte erzählen,

meine Geschichte, die Geschichte vieler Kinderseelen,

vielleicht auch in Teilen deine Geschichte?

Darf mein Körper die Geschichte erzählen von einer, die aus der Liebe fiel

und sich aufmachte, sie wiederzufinden?

Darf die Welt sie hören, sind wir bereit zurückzukehren in die Liebe?

Oder ist das tabu?

Und darf ich meiner Sehnsucht folgen,

meiner Sehnsucht danach, ganz zu werden und nach Hause zu holen,

was zu mir und somit auch zu uns gehört?

Darf ich meiner tiefsten Sehnsucht folgen und als fühlendes Wesen

– als Mensch unter Menschen – sein?

Sichtbar, völlig unzensiert, ohne Deckel, mitten im Leben,

mit euch, mit dem was war und ist?

Darf ich so sein?

Oder bin ich tabu?

Dieses Gedicht entstand in einer Phase tiefer Traumaaufarbeitung, in einer Zeit in der jede Zelle meines Körpers von meiner Geschichte erzählen wollte. Alles in mir war erschüttert und dies war auch nach aussen unübersehbar. Ich spürte, dass ich mich in einem Übergang befand, auf meinem Heilungswegs noch einmal geprüft wurde, wie ernst ich es meinte mit dem Leben und der Liebe. An diesem Punkt hatte ich deshalb plötzlich grosse Angst davor, «weggesperrt» zu werden, aus meinem sozialen Umfeld heraus zu müssen, Angst davor, mit Psychopharmaka «gedeckelt» zu werden. Ich wollte auf keinen Fall wieder in eine psychiatrische Klinik und es ist ein Geschenk, dass mich das Leben an einen Ort führte, an dem ich die nötige Unterstützung für diesen tiefen Therapieprozess bekam, wo man an meine Heilung glaubte. Ich kam in ein liebendes Feld in dem ich aufgefangen wurde und ich mich selbst auch immer wieder fangen konnte – als Mensch unter Menschen mitten im Leben. Ich weiss, dass viele Menschen nicht die notwendige Unterstützung für diesen Weg zur Seite hätten, so wie wir Menschen miteinander – der eben nicht miteinander – leben.

Als ich das Plakat zum diesjährigen Kongress las, war ich zu Tränen berührt und konnte es erstmal gar nicht fassen. Ich schrieb schon länger über das Thema, fragte mich, wer sich darum kümmern soll, wollte mich mit meinen Erfahrungen auch selbst kümmern. In den letzten Tagen der Vorbereitung spürte ich grosse Freude und Dankbarkeit darüber, nun tatsächlich eingeladen worden zu sein, aber trotzdem war ich auch etwas mulmig aufgeregt. Beides durfte da sein und diese Lebendigkeit ist für mich nicht selbstverständlich. Ich möchte euch gerne meine Geschichte erzählen und über meine Erfahrungen mit der Psychiatrie als Betroffene und meinen Heilungsweg mit Echter Psychotherapie.

Vor 34 Jahren erblickte ich das Licht der Welt und seit früher Kindheit begleitete mich das Gefühl, anders zu sein. Diese Bewertung des Andersseins resultierte immer aus einem Gefühl des Getrenntseins, aber lange hatte ich dafür nicht diese Worte. Früh hatte ich den Eindruck, die Welt anders wahrzunehmen, Reize und Stimmungen erreichten mich wie ungefiltert – ich bin hochempfindsam – und Gefühle jeder Art überwältigten mich schnell. Ab der Schulzeit fühlte ich mich den anderen Kindern nicht mehr zugehörig, als Teenager viel zu ernst und als Erwachsene fühlte ich mich lange wie ein kleines Mädchen. An die Fünfjährige kann ich mich noch gut erinnern. In den darauffolgende Jahre bis zur Pubertät gibt es noch grosse schwarze Löcher. Es blieben mir Puzzleteile der Erinnerungen, doch vieles habe ich als Kind abgespalten, um mich zu schützen, um zu überleben. Schon früh beschäftigte ich mich mit existentiellen Themen um den Tod, Gott und den Sinn des Lebens und ich hatte als Kind ausgeprägte Ängste vor dem Ausgeliefertsein: Schlangen unter meinem Bett, Naturkatastrophen, Kriege und die Angst meiner traumatisierten Eltern.

Ich fühlte mich heimatlos und in der Tiefe war immer eine grosse Sehnsucht nach Zugehörigkeit, aber ich konnte meinen Platz im Leben nicht finden, konnte mich nicht finden, war von mir selbst und den Menschen abgetrennt, fühlte mich oft gar wie eine Fehlkonstruktion der Natur. Enorm war die Belastung, der ich bis zu meinem 18. Lebensjahr täglich durch massive physische und psychische Gewalt sowie Vernachlässigung ausgesetzt war.

Aufgewachsen bin ich mit meiner traumatisierten Mutter und mit meinem sieben Jahre jüngeren Halbbruder. Mein Stiefvater kam in die Familie, als ich etwa drei Jahre alt war, und ging, als ich in die Pubertät kam. Er hat eine Persönlichkeitsstruktur, die sich durch Empathielosigkeit auszeichnet, und in meinem Familiensystem gibt es viel Trauma. Mein leiblicher Vater, den ich selten sah, berichtete mir, ich sei ein ganz «normales» Kind gewesen. Ich war gut in der Schule und sehr anpassungsfähig, entwickelte eine Art «Frühwarnsystem», um mich bei Gefahr zu schützen.

Die Fassade bröckelte deutlicher, als ich 16 war. Nach meinem ersten sexuellen Kontakt zu einem 22 Jahre älteren Mann, in den ich damals glaubte, verliebt zu sein, geriet ich in eine schwere Krise. Damals hatte ich keine Worte für das, was danach in meinem Körper passierte, diese Energien, die Gefühle, die hochkamen. Es war wie eine Flut, die mich völlig überrollte, und gleichzeitig wie ein Vulkan, der nicht ausbrechen konnte. Ich wollte verschwinden, verletzte mich dann zum ersten Mal selbst und fing an zu hungern. Die Selbstverletzung geschah einfach als Impuls aus mir heraus, indem ich mir an Armen und Beinen Schnitte auf der Haut zufügte. Es war Spannungsabbau, sich über die Körpergrenze der Haut wieder fühlen können, Umgang mit Wut, ein Versuch, Macht über die Ohnmacht zu erlangen, und ein bisschen «Sterben» zugleich. Lange habe ich diese Narben versteckt, aus Angst «entlarvt» zu werden. Lange habe ich meine Arme versteckt in der Angst, durch meine Narben «entlarvt» zu werden, und es ist noch immer ein Prozess, sie als unwiderruflichen Teil meiner Geschichte zu akzeptieren und mich damit zu zeigen. Gross ist die Angst vor Stigmatisierung und der Wunsch nach unvoreingenommen Begegnungen.

Bis zu dieser Krise hatte ich noch viel geweint in meinem Leben, doch die folgenden Jahre fühlten sich taub und leblos an. Die Ablehnung durch meine Mutter, die selbst niemand gehalten hatte, wurde immer stärker. In den Nächten betete ich darum, gehen zu dürfen, seit der Pubertät begleitete mich der Satz «Ich kann nicht mehr» und später Suizidgedanken. Immer war da die Frage, ob ich fürs Leben bestimmt bin.

Viele Jahre lebte ich sehr isoliert, von Gleichaltrigen, aber auch zu Hause, wo meine blosse Anwesenheit eine Störung war. Ich habe es nie wirklich gelernt, in Beziehung zu sein, und mein grösstes Dilemma war lange, dass ich nicht mit, aber auch nicht ohne Menschen sein konnte. In mir gab es eine starke Ambivalenz, meine grösste Sehnsucht war gleichzeitig immer meine grösste Angst, nämlich die Liebe. Ich hatte starke Todesängste, wollte das Leben umarmen und gleichzeitig fühlte ich mich vom Tod früh wie magisch angezogen, dachte viel ans Sterben und es gab da diese gewisse Faszination für Sterbegrenzen.

Als ich mit 18 wegzog, mit räumlicher Distanz zur Familie, wurde ich immer mehr mit meiner tiefen Todesangst konfrontiert, bekam Panikattacken, Schlafstörungen, Symptome von Herzinfarkt, Angst vor tödlichen Krankheiten und chronische Schmerzen, motorische Tics. Nach etlichen Arztbesuchen ohne physischen Befund suchte ich mit 21 eine psychosomatische Klinik auf. Das war mein erster Kontakt zu Therapeuten. Ich litt unter einer komplexen Traumafolgestörung.

In der Klinik verschrieb man mir ohne ausführlicheres Kennenlernen Antidepressiva, die ich damals noch ohne zu hinterfragen einnahm. Eine Verbesserung meiner Symptome und des Leidensdrucks gab es nie, aber die körperlichen Absetzerscheinungen waren so enorm, dass ich sieben Jahre brauchte, um die Medikamente selbstständig auszuschleichen. Danach fühlte ich mich deutlich lebendiger. Auch mit Neuroleptika und Antiepileptika zur Stimmungsstabilisierung – in meinen Worten Anpassung – wurden eingesetzt. Die Medikamente linderten nicht, sondern brachten eine Menge Nebenwirkungen mit sich.

Mit 23 Jahren, wieder nach einem sexuellen Kontakt, geriet ich in eine weitere Krise mit dem Gefühl, einfach weg zu wollen, weder sterben noch leben zu können. Ich liess mich in eine Psychiatrie einweisen, denn es gab niemanden, zu dem ich hätte gehen können, dem ich mich geöffnet hätte. Ich kam auf eine offene Akutstation für junge Erwachsene. Damals war die Berufsfindung ein grosses Thema und man sagte mir, dass ich wohl nie auf den ersten Arbeitsmarkt gehen könne. Die Menschen, die mich mit dieser Prognose konfrontierten, kannten mich nur so flüchtig, dass sie mich siezten. Was macht ein Mensch mit Anfang zwanzig, dem normalerweise die Türen der Welt offen steht, mit dieser Prognose? Entweder aufgeben, resignieren oder auf den ersten Arbeitsmarkt gehen. Ich entschied mich für den zweiten Weg und an dieser Stelle half mir tatsächlich noch meine Widerstandskraft, die damals in meinem Trotz gebunden war. Ich gab nicht auf!

Ich wurde einer 12-wöchigen stationären Therapie, der dialektisch-behaviorale Therapie der BorderlinePersönlichkeitsstörung zugeordnet. Die Therapie empfand ich entmündigend, vor allem aufgrund der Stigmatisierung, mit der ich durch diese Diagnose konfrontiert wurde. Es war wie ein Programm, das die Welt und mich selbst vor Menschen wie mir schützen sollte. Wir mussten unsere körperliche Spannung stündlich von 0 bis 100 einschätzen und einen sogenannten Notfallkoffer mit uns tragen. Bei Anspannung sollte ich z.B. Gummibänder an den Arm schnipsen, saure Kaugummis kauen, Ammoniak riechen, oder einen Anti-Stressball kneten. Es mag sein, dass diese Skills anderen Patienten gut helfen, aber mir fehlte im Notfallkoffer schon damals das Menschliche – letztendlich die Liebe.

In einer Tabelle wurde täglich der Grad des Verlangens nach Suizid eingetragen. Die Symptomatik verstärkte sich bei mir durch dieses Kreisen darum eher. Es gab eine Einheit im Wochenplan, in der man Infos über seine Störung bekam, die Stärkung der persönlichen Ressourcen, der heilen Anteile war dagegen hintergründig. Man musste sich bei jedem Ausgang schriftlich und persönlich ab- und anmelden. Dem Wort Ausgang, das in der Psychiatrie verwendet wird, war das Eingesperrtsein für mich auf eine Art immer innewohnend. Was mich damals dazu bewegte, dort zu bleiben, war der Kontakt zu den Mitpatienten. Es tat mir gut, mit Menschen zu sein, denn in meinem Alltag war es mir nicht möglich, stabile Kontakte herzustellen, da ich gar kein Vertrauen hatte. Etwas in mir spürte wohl schon, wie wichtig Gemeinschaft und Beziehung für die Heilung ist, dass Verletzungen, die in Beziehungen entstanden sind, letztendlich nur in Beziehung heilen können. Ich fühlte mich durch meine Erkrankung immer wie herausgefallen aus der Gesellschaft und die räumliche Trennung der «Kranken» von den «Gesunden» trugen nicht zur Integration bei. In der stationären Therapie gab es eine Abmachung, dass man mit Mitpatienten nicht über traumatische Erlebnisse sprechen durfte, was ich heute als Entmündigung aus der erwachsenen Verantwortung empfinde. Es gab Behandlungsverträge und viele Verhaltensanalysen in Isolation mussten geschrieben werden.

Zweimal verbrachte ich noch einige Nächte auf einer geschlossenen Akutstation, einmal davon als eigengefährdend wegen einer Überdosis Beruhigungsmittel im Affekt und einmal wusste ich einfach nicht, wohin mit mir, als Gefühle aufbrachen. Die geschlossene Station war allerdings genau das Gegenteil von dem was ich brauchte, nämlich einen geborgenen Heilungsort zum Ausruhen.

Was ich an erster Stelle mit der Psychiatrie in Verbindung bringe, ist das Gefühl von Hoffnungslosigkeit, die Worte Endstation und Abstellgleis kommen mir in den Sinn. Die Gestaltung der Räume war kalt und lieblos. Nicht nur bei mir selbst nahm ich eine starke Identifikation mit dem Krankheitsbild wahr. Mittelpunkt einer jeden psychiatrischen Station war der Raum, in dem sich das Pflegeteam aufhielt. Diese Zimmer waren verglast zum Aufenthaltsraum oder den Fluren hin und man war unter Beobachtung. Angst und Sicherheitsdenken bestimmten das Konzept. Ich erinnere die Wochenpläne, an denen sich Mitpatienten auf den Krankenhausfluren klammerten auf der Suche nach irgendetwas, das Halt gibt. Ich erinnere die Krankenhausbetten, die Tabletts mit den Essensrationen und all diese Medikamentencocktails. Vielmehr als mein eigener Zustand erschütterte mich dort das, was ich um mich herum sah und fühlte. Einige Menschen wurden an Betten fixiert, man hörte sie schreien – ein «Seelenlazarett».

Es gab auf der offenen Station eine Gesprächstherapie pror Woche, Ergotherapie, Physiotherapie, einen Morgenkreis, Medikamentenvorbereitung unter Aufsicht und die Essenszeiten. Es fehlte ein Sinn, eine Aufgabe fürs Ganze, die über die Beschäftigung mit sich selbst hinausging, sich wieder der Gemeinschaft von Menschen zugehörig zu fühlen, ein gemeinsames Ziel. Menschen starrten oft in die Luft, als würden sie auf etwas warten, ohne zu wissen worauf, und ich lief rastlos herum, getrieben von einer Suche.

Was mich heute am meisten erschüttert, ist, wie tabu es war, in der Psychiatrie zu fühlen. Vieles hätte auch gar nicht aufgefangen werden können. Was mir in Krisen hilft, sind beruhigende Gespräche und vor allem körperliche Berührungen, in Beziehung sein. Solche Beziehungsangebote waren durch das Inzesttabu jedoch gar nicht vorgesehen und erwünscht. Eigentlich war die Liebe tabu.

Weinen, auch in aller Klarheit, war gleichgesetzt mit Dekompension. Einmal, als ich mich unter Tränen ans Team wandte, bekam ich einen Saft zur Beruhigung und mein Kreislauf kollabierte. Eigentlich war ich ja auf der Suche nach einem offenen Ohr, nach einem Beziehungsangebot. Ich habe auf einer psychiatrischen Station noch nie so schnell einen Arzt verfügbar erlebt. Dieser machte sich damals grosse Sorgen um mein Herz und ja, es war tatsächlich das Herz, das Heilung brauchte.

Es ging um Anpassung, darum möglichst nicht aufzufallen und so gut es geht zu funktionieren. Immer wurde von «Stabilisierung» gesprochen, fortschrittlich schien es im Behandlungsverlauf, wenn es möglichst wenig Gefühlsausschläge gab. Ich war auf der Suche nach meiner Lebendigkeit, wollte herausfinden, was es bedeutet, Mensch zu sein. Ich wollte nicht mehr überleben, sondern leben.

Die Diagnose stand in meinen Kontakten zu Psychiatern immer am Anfang. Interessant waren meine Symptome ohne vorangegangene Bemühungen, mich als Mensch im Ganzen zu erfassen. Es gab in diesen von Konditionierung beschränkten Therapien kein echtes Beziehungsangebot, nur diese Diagnose, nach dieser die Zusammenarbeit dann gestaltet wurde. Eine Kategorisierung, der Krankheitsbegriff als beschreibender Wert, schien anfänglich eine Abhilfe zu schaffen, weil er mich auf dem Papier zugehörig machte zu einer Gruppe von Menschen und scheinbar eine Trennung darin aufzuheben schien, doch das Gefühl des Getrenntseins wurde dadurch eigentlich nur gefestigt.

Es kam bei mir in meiner Verirrtheit zu einer völligen Identifikation mit den Krankheitsbegriffen. Man vermittelte mir, dass meine Form der psychischen Störung nicht heilbar ist. Einen wichtigen Schritt auf dem Weg zur Heilung stellte für mich deshalb die Ablösung von Diagnosen dar. Als Betroffene habe ich erlebt, wie mich diese Begrifflichkeiten behindern, mich in meinem Leid festhalten, anstatt mich in meiner Heilung zu fördern. Ich war nämlich in einer Schublade eingepfercht, aus der ich nicht mehr herauskam, weil sowohl das Gesundheitssystem als auch ich selbst mich darin festhielten. Ich konnte mich davon loslösen und lebe heute in einem Feld, in der dieses Schubladendenken nicht existiert. Ich frage mich aber noch oft, was diese Art von Prognosen mit Menschen machen.

Ambulant machte ich eine modifizierte analytische Therapie und die Erfahrung, dass jemand zum ersten Mal an mich und meine Heilung glaubte. Da war jemand, der mehr als diese Störung, nämlich auch mein Potenzial und die heilen Anteile in mir sah. Das stärkte auch wieder meinen Glauben an mich selbst. Meine damalige Therapeutin ist noch heute in meinem Leben und etwas in mir spürte, dass es ein ehrliches Beziehungsangebot in unserem Therapieverhältnis gab und ich konnte Vertrauen aufbauen. Das stärkte auch wieder meinen Glauben an mich selbst.

Die Grenzen der Gesprächstherapie zeigten sich bei mir über den Körper. Zwar war ich in eine Art Komfortzone gekommen, aber meine chronischen Schmerzen blieben und das Gefühl von Lebendigkeit war weit entfernt. Mein Körper setzte unentwegt Signale frei, die gehört werden wollten. Ich suchte Schmerzmediziner auf, da ich immer wieder starke Schmerzen im Beckenbereich hatte. Dazu stand ich unter ständiger Daueranspannung, Energiestau im Körper und ich entwickelte motorische Tics. Wenn sich aus heutiger Sicht Trauma im Körper zeigte, hätte ich diese Reaktionen keinem Erlebnis zuordnen können, denn ich hatte all diese Dinge verdrängt.

Dann kam eine Wende in meinem Leben.

Ich sah einen Dokumentarfilm, in dem Menschen mit schweren posttraumatischen Belastungsstörungen über ihre Erfahrungen mit alternativen Behandlungsmethoden berichteten. Es berührte mich tief und ein Interview mit dem Psychiater Samuel Widmer ermöglichte mir eine ganz neue Sichtweisen auf das, was war, nämlich dass Kranksein im psychologischen Sinne heisst, nicht lieben zu können, und dass Therapie dann wiederum bedeutet, die Liebesfähigkeit wiederherzustellen. Es fühlte sich wahr für mich an, auch wenn ich den Begriff Liebe zu diesem Zeitpunkt nicht annähernd greifen konnte. Ich fand den Schlüssel, mit dem es mir möglich war, mich aus meiner Schublade zu befreien. Aha, Getrenntes lässt sich ja wieder zusammenführen! Das war der Beginn meiner Forschungsreise. Ich wollte es wissen, nicht mehr als psychisch Kranke, sondern als eine, die aus der Liebe gefallen war, und so machte ich mich auf den Weg, um diese wiederzufinden.

Ich entschied mich für einen Weg mit aufdeckendem Ansatz – Psychotherapie, die darin unterstützt sich der inneren Wahrheit zu stellen, anzuerkennen, was war und ist. Ich erkannte auch meine Eigenverantwortung darin, mich auf den Weg zu machen. Ich wurde auf substanzunterstützte Therapie, die Psycholyse, aufmerksam, ohne die ich mein Trauma und meine sehr gefestigten Verhaltensmuster nie hätte auflösen können. Im Anschluss begann ich bei meinen heutigen Therapeuten eine Therapie mit körpertherapeutischem Ansatz, schloss mich einer Gemeinschaft an. In der Körpertherapie bekam ich zum ersten Mal einen Raum, um mit allem, das so lange gehalten war, in den Ausdruck zu gehen.

Wenn ich versuche meinen Heilungsweg zu beschreiben, verwende ich gerne das Bild eines Gulli-deckels. Man stelle sich diesen Deckel vor, worunter in der Kanalisation eine Menge Mist sitzt, der versucht, nach oben zu gelangen. Es benötigt unsagbar viel Kraft, um diese Tür zuzuhalten, durch die sich Trauma, unterdrückte Gefühle und Tabus versuchen, an die Oberfläche zu drängen, denn der Druck von unten ist gross. Was passiert nun, wenn ich den Deckel loslasse, das Trauma also sichtbar wird? Zuerst einmal spritzt mir der ganze «Mist» um die Ohren. Wenn sich der Kanal dann entleert hat, ist die Strasse erstmal ziemlich beschmutzt und es braucht etwas Zeit, um sie wieder freizufegen, aber die Lebensenergie, die aufgewendet wurde, um das Trauma zu deckeln, steht mir dann uneingeschränkt zur Verfügung. Wenn ich das Trauma nicht mehr abspalten muss, es aner-kenne, dann kann ich es im Anschluss loslassen. Energie, die nicht mehr dem Trauma zur Verfü-gung steht, dient dann dem Leben und meinem Wirken auf dieser Welt. Die Behandlung in der Psy-chiatrie war sehr darauf ausgerichtet, diesen Gullideckel mit Medikamenten zuzuhalten.

Es war eine unsagbare Erleichterung, als ich den Deckel endlich loslassen konnte und mir der abge-spaltene, über Jahre andauernde sexuelle Missbrauch durch meinen Stiefvater wieder ins Bewusst-sein zurückkam. Ich ging direkt durch meine Ängste und sah den Mann vor mir, zu dem sie gehör-ten. Ich erinnerte Situationen in meiner Vergangenheit, die sich wie Puzzleteile zu einem Bild form-ten. Immer klarere Körpererinnerungen von den Übergriffen gab mein System in der Folgezeit frei, ich fühlte mich gefoltert und dass ich oft um mein Leben fürchten musste dem Tod von der Schippe gesprungen war. Alles wollte noch einmal gefühlt werden, damit es dann gehen konnte. Die Bezie-hung zu meinem Stiefvater zeichnete sich auch vorher immer wieder in meinen Mustern in der Se-xualität ab, in denen sich Dinge unbewusst wiederholten.

All diese Angst, meine Schwierigkeiten in Beziehungen, diese Ambivalenz, meine Beziehung zum Tod, die Taubheit, all diese Schmerzen in meinem Körper, die mich auf etwas aufmerksam machen wollten, waren Folgen des sexuellen Übergriffs. Diese zurückeroberten Anteile waren ein Schlüssel für meine Heilung. Seit ich zurückdenken kann, hatte ich das Gefühl, meiner Mutter gegenüber eine grosse Schuld auf mich geladen zu haben, aber bekam keine Antwort auf meine Frage. Ein Teil in mir glaubte bis dahin, immer grundlegend falsch zu sein, denn sie lehnte mich komplett ab. Erinne-rungen gaben mir nun Aufschluss über viele Zusammenhänge mit dem Missbrauch und durch diese Wahrheit konnte ich nun am Selbstmitgefühl und der Liebe zu mir selbst arbeiten, was dann auch wieder zu einem tieferen Mitgefühl für meine Mitmenschen führt. Ich durchfühlte, wie sich das Trau-ma in meiner Familie von Generation zu Generation weiter fortpflanzte, wie Opfer zu Tätern wurden und wie wichtig es ist, das Schweigen über diese Tabus endlich zu brechen. Neben dem Inzest durch meinen Stiefvater erlebte ich auch den ehrbaren Inzest im Heranwachsen zur Frau, den ich aufarbeite.

Die tiefsten Aufarbeitungskrisen haben meine Therapeuten aufgefangen. Ich war sehr mutig im Zu-muten und in ihrer Geduld erfuhr ich, dass Liebe die wirksamste Medizin ist auf dem Weg, die eige-ne Liebesfähigkeit wieder herzustellen. Sie nahmen mich auf, boten mir einen geschützten Raum, in dem ich ausruhen konnte, wo ich mit allen Gefühlen und auch dem Nichtfühlen sein durfte. Ich war nicht weggesperrt, sondern in meinem vertrauten Umfeld – als Mensch unter Menschen. Gleichzei-tig wurde ich nicht entmündigt, sondern in der Selbstverantwortung gelassen. Ich wurde darin geför-dert, mein Potenzial, meine gesunden, erwachsenen Anteile zu stärken, übernahm Aufgaben fürs

Ganze, die dann über die Beschäftigung mit mir selbst hinausgingen. Auch meine Erfahrungen mit der Psychiatrie bewahrten mich vor erneuten Aufenthalten und in allem irgendwie zu bleiben. Ich sagte mir: Wenn du fühlst, musst du nicht zurück, versuchte in Anbetracht meiner Angst vor der Psychiatrie dann an meine gesunden und erwachsenen Anteile zu appellieren und in allem dazubleiben, egal wie unerträglich es schien.

In der Kindheit hatte ich keine haltgebende Struktur und Regeln wurden so umgekehrt, dass es auf Sanktion hinauslief, ich erfuhr zahlreiche Grenzüberschreitungen. Später lernte ich mit meinen Therapeuten, wo die Liebe ja sagt und wo sie nein sagen muss, damit nichts aus der Liebe fällt, und auch dass diese ganz frei sein muss. Dies geschah in einem Prozess des sich selbst Erkennens, durch Erfahrungen in Beziehungen. Ich konnte sicher sein, dass meine Grenzen immer gewahrt und auch mir Sicherheit gebende, klare, aber liebevolle Grenzen gesetzt wurden.

In der konventionellen Therapie hatte ich manchmal schon das Gefühl, dass es zu weit gegangen wäre, wenn mir ein Therapeut von seinem Mittagessen berichtet hätte. Für mich war es aber auch wichtig, im Entwicklungsprozess auch immer wieder mal zu hören, wie es meinen Therapeuten in der Beziehung zu mir oder mit bestimmten Themen geht, für die Reflexion meines eigenen Verhaltens und für das Mitgefühl, letztendlich wieder die Öffnung meines Herzens für die Liebe, mich wieder verletzlich machen, berührbar sein.

Es setzten sich dann noch starke Zwänge als Folge meiner noch nicht integrierten Ohnmachtserfahrungen durch. Auf lebensbedrohlich erscheinende, kindliche Ängste vor dem Verlassenwerden und Ausgeschlossensein reagierte ich mit Kontrollzwängen, um dieses abzuwenden. So zum Beispiel ständiges Nachfragen, ob meine Therapeuten die Therapie und Beziehung zu mir beenden werden, dazu ausgeprägte Schreibzwänge zwecks Beziehungsklärungen, Versuche, alles zu ordnen und zu kontrollieren – vor allem die Liebe. Ich beginne, mich im Kontext abgewehrter Ohnmachtsgefühle auch über mein Opfersein hinaus damit zu beschäftigen, wo ich denn nicht bleibe, für die Liebe da bin und mit Opfer-Täter-Dynamik.

In der Beziehung zu meinen zwei Therapeuten kann ich übertragungsfokussiert die Erfahrungen mit meinen Eltern aufarbeiten. Viele Dinge hatte ich im Heranwachsen nie gelernt und erfahren und nun konnte ich mit meinen kindlichen Gefühlen und Bedürfnissen nachreifen. Es war für mich wichtig, sowohl eine weibliche, als auch eine männliche Vertrauensperson an meiner Seite zu haben. Ich habe ihre Liebe auf Herz und Nieren geprüft, bevor ich den Mut hatte, mein Herz zu öffnen, doch sie blieben, so wie liebende Eltern in allem bleiben, auch wenn das Kind sich für einen Schokoriegel an der Ladenkassen schreiend auf den Boden wirft oder mit dem Fussball eine Scheibe einwirft. Darin lernte auch ich zu bleiben. Das war das Allerwichtigste: dass jemand blieb. Darin konnte auch ich bleiben. Ohne dieses Beziehungsangebot hätte ich mit meiner starken Vergangenheit nie das Vertrauen gefasst, wieder in Gefühle zu gehen, die ich lange abwehrte, um mein Herz zu schützen. Ich hätte weiter ein Leben in Abspaltung und Abwehr geführt.

Heute bin ich lebendig und was ich mir, vor allem durch meine intensive Beschäftigung mit dem Tod, in der Bewusstseinsarbeit zurückerobert habe, ist mein klares Ja zum Leben – keine Hintertüren mehr. Immer mehr der zuvor im Trauma gebundenen Lebensenergie steht meinem Wirken in dieser Welt zur Verfügung. Die Schmerzen wurden immer weniger und ich konnte sie als Körpererinnerung im Prozess der Heilung zuordnen.

Wichtig war auch, mich in Gruppenkörpern zu zeigen, eine kontinuierliche Frauengruppe, in der ich in jedem Zustand eingeschlossen war und meine Weiblichkeit heilte, und die Teilnahme an gemeinschaftsbildenden Prozessen. Auf Visionssuche in der Wildnis habe ich mich wieder stärker mit der Erde verbinden können, mit einer grossen Mutter, die mich trägt, und dort habe ich viel Kraft für meinen tiefen Prozess sammeln können. Die Einbeziehung der Natur als Lehrerin war für mich in meinem Heilungsprozess sehr wichtig und haltgebend, draussen habe ich mich nie falsch gefühlt, so wie ich bin. In meiner Tantragruppe lerne ich, mit anderen Menschen in Beziehung – wirklich aufeinander bezogen – zu sein, meine eigenen Grenzen zu fühlen, meine Sexualität zu heilen und meinen Körper ganz anzunehmen.

Meine Herzenslehrer haben nie Diagnosen ausgesprochen, alles war immer das, was es eben war, und ich ein Mensch, der heilt. Das war wichtig, um auch aus meinen eigenen Bewertungsmustern auszusteigen. Für mich ist es die Konfrontation mit der eigenen Wahrheit, die mich durch das Erfühlen und die Anerkennung von dem, was damals wirklich war und ist, mehr und mehr wieder in ein Gefühl von Verbundensein mit mir und allen Wesen bringt. Zur Ganzheit kann ich persönlich nur gelangen, wenn ich alle Winkel in mir durchleuchtet habe, wenn ich keine Teile von mir mehr abtrennen oder verstecken muss.

Ich möchte mit meiner Geschichte auch Betroffenen Mut machen, ihrer inneren Stimme zu lauschen, Gewohntes, das in Sackgassen führt, zu verlassen und ihrem ganz ureigenen Heilungsweg zu folgen.

Das Tor zur Wahrheit

Nur im Stillsein komme ich in Kontakt mit meiner Wahrheit.
Nur wenn ich stillhalte, kann ich sehen, was sich mir zeigen, was erlöst werden will.
Was ist es, wovor du noch flüchtest?

Die Angst ist das Tor zur Wahrheit.
Es gibt nur diesen einen Weg: geradewegs hindurch.

Nur im Stillsein komme ich in Kontakt mit meiner Wahrheit.
Kein Ausagieren mehr, nur Atmen und Fühlen,
Atmen und Schauen,
Atmen und Dableiben, ganz im Körper, hier mit mir.
Die Dinge schauen, wie sie sind.
Die Angst ist das Tor zu meiner Wahrheit.
Düster bäumt es sich vor mir auf.
Zitternd, schlotternd, frierend gehe ich in dieses dunkle Tor,
das da wie eine Dornenhecke erscheint,
die immer dichter wird, immer dunkler
je näher ich der Antwort komme.

Du hast jetzt die Kraft!

Nimm dir die Angst zur Freundin, nimm sie an die Hand
und steig die Kellertreppe hinab in die kalte, dunkle, bodenlose Tiefe.
Die Angst ist Wächter meiner Wahrheit,
Wächter des Tabus.
Eisige Kälte, tiefste Dunkelheit,
dichter und dichter steigt sie aus ungeahnter Tiefe des Beckens auf ...
Das Tor zur Hölle?

Und dann öffnet sich das Tor.
Still, fast friedlich finde ich sie da in der Tiefe.
Still und friedlich wartet sie da,
um abgeholt und erlöst zu werden.
Still und glasklar –
meine Wahrheit.

Und der Raum hinter dem Tor ist hell,
denn wo die Wahrheit ist, da ist das Licht.
Und wo die Wahrheit ist, da gibt es Platz für die Liebe
Da kann ich dir in die Augen schauen, dich sehen
Da darfst du mir in die Augen schauen, mich sehen lassen.
Wo die Wahrheit ist, können wir einander begegnen.

Und mit jedem Zweifeln ein neues Bild,
längst verloren geglaubte Puzzleteile.
Wo die Wahrheit ist, geschieht Heilung.
Die Wahrheit macht mich wieder ganz.

Und es gibt keinen Kampf für die Wahrheit,
denn wo ich kämpfe, darf etwas nicht sein,
wo Kampf ist, gibt es keinen Frieden.
Doch wo die Wahrheit ist, da wird es ganz ruhig.

Keine Wahrheit ist so schmerzhaft
wie der Kampf dagegen.
Wo Wahrheit ist, endet der Wahnsinn!

... denn die Wahrheit hat keine Fragen mehr,
weil sie jede Antwort in sich trägt.
Und wo die Wahrheit ist, da komme ich an,
da muss ich weder suchen, noch flüchten.
Die Wahrheit muss nichts erreichen,

weil sie alleine genügt.
Ich genüge in der Wahrheit
und du genügst.

Je stärker der Wahnsinn, je mächtiger die Angst,
desto näher bist du dem was ist, dem was war.

Keine Wahrheit ist so «schlimm»
wie der Kampf dagegen.
Nicht mehr und nicht weniger –
es ist (am Ende doch) die Wahrheit, die heilt.

Ein ganz kleines Lexikon der Psychiatrie

Dieses Glossar ist vor allem für diejenigen gedacht, welche sich nicht beruflich oder persönlich in psychiatrisch- psychologischen Kreisen bewegen, und daher manche Begriffe seltener bis nie zu hören kriegen. Es ist gemeint als freundschaftliche Erklärung und nicht als offizielles Lehrmittel, und erhebt erst recht keinen Anspruch auf Vollständigkeit.

Der Text ist der Einfachheit halber in der weiblichen Person geschrieben, selbstverständlich sind dabei aber alle Geschlechter mitgemeint.

Abwehr/Abwehrmechanismen: Begriffe aus der Tiefenpsychologisch-Psychoanalytischen Therapieschule, begründet von Sigmund Freud. Bezeichnen einen unbewussten, nicht nachhaltigen Umgang mit Themen, Gefühlen und Impulsen, die entweder unangenehm oder mit schlechten Erfahrungen verknüpft sind, z.B. mit Bestrafung oder Ausgrenzung. Wenn man sich auf gewisse Mechanismen versteift, resultiert eine «Neurotische Störung» (Begriff eigentlich veraltet).

> *Projektion:* Inhalte, die man im eigenen Bewusstsein nicht akzeptiert werden (z.B. tabuisierte sexuelle oder gewalttätige Impulse) werden auf andere Menschen übertragen und dort kritisiert

> *Spaltung:* Themen oder Personen können nicht als ambivalent/vielschichtig akzeptiert werden, darum legt man eine negative oder positive Sicht fest, oder springt zwischen beiden hin und her

> *Konversion:* Ein psychischer Konflikt wird auf die körperliche Ebene als Symptom verlagert, und auf der geistigen nicht wahrgenommen (z.B. «blind» werden, um etwas nicht zu sehen)

> *Idealisierung*: Ein anderer Mensch wird als unfehlbar wahrgenommen

> *Isolierung:* Rein inhaltliche Beschäftigung mit einem Thema, ohne Emotionen zuzulassen

> *Regression:* Rückfall in hilflose kleinkindliche Verhaltensmuster (z.B. nicht mehr sprechen können) um sich aus der Verantwortung zu ziehen/keine Entscheidungen treffen zu müssen.

> *Reaktionsbildung:* Ausbildung von Verhaltens- oder Denkmustern, die zu den abgewehrten Inhalten oder Impulsen gegensätzlich sind

> *Intellektualisierung/Rationalisierung:* Abwehr von unangenehmen Gefühlen, indem man sich abstrahiert und verallgemeinernd mit den ihnen zugrunde liegenden Themen beschäftigt

> *Verdrängung:* Verschiebung von unerwünschten Wahrnehmungen/Themen ins Unbewusste

> *Sublimierung:* Umwandlung sozial nicht akzeptierter Triebe oder Impulse in sozial, geistig oder ethisch höherwertig wahrgenommene und akzeptierte Ziele. z.B. Frömmigkeit

Affekt: Gemütsverfassung, Stimmung, Emotion. Eine Affektstörung wäre zum Beispiel eine

> *Depression:* Niedergeschlagene Stimmungslage mit Verlust von Interesse und Antrieb

> *Manie:* Steigerung des Antriebs mit euphorischer Stimmungslage und gesteigertem Selbstwertgefühl, oft gepaart mit Grössenwahn

> *Bipolare Störung:* Die Betroffene schwankt zwischen Phasen der Depression und Manie

Anamnese: Vorgeschichte, Krankheitsgeschichte. Wird typischerweise im (Erst-)Gespräch erfragt.

Antidepressiva: Medikamente, welche bei Depressionen und Angststörungen eingesetzt werden. Typischerweise erhöhen sie die Konzentrationen der Neurotransmitter Serotonin und Noradrenalin im zentralen Nervensystem, die genaue Wirkung ist allerdings meist nicht verstanden.

Benzodiazepine: Gruppe von Medikamenten, die beruhigend wirken (Valium, Dormicum, Temesta), aber ein grosses Sucht- und Abhängigkeitspotential besitzen.

Bewusstseinsstörung: Veränderung der Fähigkeit, sich selbst, andere und die Umgebung wahrzunehmen. Quantitativ gestört ist das Bewusstsein beispielsweise bei Müdigkeit und Koma. Eine qualitative Störung des Bewusstseins findet sich bei Verwirrtheit (bezeichnet als «Trübung»), in Rauschzuständen z. B. bei Manie oder Alkoholgenuss (eine «Einengung» des Bewusstseins) oder bei der Einnahme von psychoaktiven Substanzen (Bewusstseins – «Verschiebung» oder «Erweiterung»)

Bipolare Störung: siehe «Affekt»

Denkstörung: Bezeichnet entweder eine formale oder inhaltliche Störung der Verarbeitungskapazität. Bei der formalen Denkstörung kommt es zu z.B. zu einer Verlangsamung oder Hemmung des Denkens, oder zu einem Verlust der Fähigkeit, logische Zusammenhänge zu schliessen. Dies kann über längere Zeit bestehen, oder auch ein vorübergehender Zustand im Rahmen eines übermässigen Alkoholkonsums sein. Bei einer inhaltlichen Denkstörung kommt es hingegen zu einem Verlust von Realitätswahrnehmung oder -kontrolle, z.B. Wahn (s. auch «Wahn»)

Dissoziationsstörung/Konversionsstörung: Entkopplung seelischer und körperlicher Funktionen, ein verdrängter seelischer Konflikt führt zu einer körperlichen Störung

> *Dissoziative Sensibilitäts- und Empfindungsstörungen, Krampfanfälle:* Schwindel, Taubheit, Schmerzen, Blindheit oder Epilepsie-ähnliche Anfälle, welche aber klar abgrenzbar von organischen Krankheiten sind. Betroffene sind sich nicht über die Ursache bewusst!

> *Dissoziativer Stupor:* Betroffene verharrt bei erhaltenem Bewusstsein regungslos

> *Dissoziative Amnesie:* Es besteht eine Erinnerungslücke für bestimmte Ereignisse, oder auch für ganze Lebensphasen, die meist besonders konfliktbelastet oder traumatisch waren.

> *Dissoziative Identitätsstörung/Multiple Persönlichkeiten:* Durch die Abspaltung bestimmter Persönlichkeitsanteile entstehen innerhalb eines Individuums mehrere voneinander unabhängige Persönlichkeiten mit eigenen Erinnerungen und Verhaltensweisen

DSM-5: «Diagnostisches und statistisches Manual psychischer Störungen», herausgegeben von der Amerikanischen Psychiatrischen Vereinigung: Systematische Auflistung aller aktuell anerkannten psychiatrischen Diagnosen. Laut Definition darf es sich bei dem als gestört deklarierten Verhalten/Denken/Fühlen nicht um medikamentös hervorgerufene Zustände oder um von der sozialen Norm abweichendes Verhalten handeln, solange dieses nicht irgendeine Art von Leidensdruck verursacht (es kommt wie immer darauf an, wer diese Definition interpretieren darf…)

Gegenübertragung: Die Gefühle, welche im Rahmen einer Therapie aus dem Unbewussten aufkommen, können auch in der Therapeutin Reaktionen auslösen. Beispiel: Der Patient hat Widerstände und intellektualisiert, die Therapeutin spürt in sich aufkommende Wut auf den Patienten und Langeweile. Wenn sie diese Gefühle als wichtige Themen wahrnimmt, könnte in einer gemeinsamen Bearbeitung erkannt werden, dass der Patient diese Gefühle unbewusst abwehrt. Wichtig ist, zu differenzieren, wo die Therapeutin selbst unbewusste Gefühle hat, die mit dem Patienten nichts zu tun haben. Die offizielle Lehrmeinung stellt dabei klar, dass es sich bei diesen Gefühlen immer um einen therapeutischen Prozess handelt, und dass die Dimensionen einer neuen und unabhängigen Beziehung zwischen Klient und Behandlerin von vornherein ausgespart werden müssen, um keine Risiken einzugehen.

ICD-10: «International Statistical Classification of Diseases and Related Health Problems», herausgegeben von der WHO, ist eine international festgelegte, systematische Auflistung aller körperlichen und geistigen Krankheits-Diagnosen. Wird regelmässig aktualisiert (z.B. war bis im Jahre 1990 Homosexualität noch eine Diagnose!), Nr. 10 ist die aktuelle Version.

Ich-Störung: Die Grenze zwischen der eigenen Person und der Umwelt ist gestört. Unterschieden wird zwischen Beeinflussungserlebnissen, also dem Gefühl, von aussen beeinflusst zu werden, zum Beispiel:

> *Gedankenentzug:* Das Gefühl, dass meine Gedanken fortgezogen und weggenommen werden

> *Gedankeneingebung:* Gedanken und Vorstellungen werden von aussen eingegeben

> *Gedankenausbreitung:* Die Umwelt kann teilhaben an den eigenen Gedanken

> *Fremdbeeinflussung:* Die eigenen Gefühle und Handlungen sind von aussen «gemacht» und auf der anderen Seite den sogenannten Entfremdungserlebnissen wie

> *Depersonalisation:* Wahrnehmung des eigenen Ichs als unwirklich und entfremdet

> *Derealisation:* Empfindung der Umgebung oder des Zeiterlebens als unwirklich, verändert

Neuroleptika = Antipsychotika: Medikamente, welche bei Psychose bzw. Schizophrenie eingesetzt werden, um die Patientin näher zur Realität zu holen. Wirken hemmend auf die Ausschüttung von Dopamin im Gehirn. Können starke Nebenwirkungen haber (vor allem auf die Motorik, den Stoffwechsel und die Sexualität).

Organische Störung: Durch eine körperliche Krankheit direkt ausgelöste Störung der Stimmungslage oder des Verhaltens. Beispiel wäre eine durch einen Hirntumor verursachte Depression. Bezeichnet n cht eine veränderte Stimmung aufgrund einer neuen Lebenslage.

Persönlichkeitsstörung: Eine tief sitzende, oft schon im Kindes-/Jugerdalter auftretende Struktur im Umgang mit sich selbst, den Mitmenschen und der Umwelt. Im Gegensatz zu «normalen» Persönlichkeitsstrukturen, die ja auch gewisse Tendenzen haben, ist hier die Ausprägung sehr stark und starr, es besteht wenig Flexibilität oder Möglichkeit zur Selbstreflexion. Einige Beispiele:

> *histrionische Persönlichkeitsstörung:* Überdramatisches Theaterspielen und Selbstdarstellung

> *narzisstisch*: Drang nach Anerkennung und Bewunderung, empfindlich auf Kritik oder Niederlagen, Überhöhung der eigenen Leistungen und Wichtigkeit, Empathiemangel

> *paranoid*: Übertriebene Empfindlichkeit gegenüber Zurückweisung; durchgängige und ungerechtfertigte Neigung, Handlung anderer als böswillig auszulegen, und auf vermeintliche eigene Rechte zu pochen (hohe Dunkelziffer!)

> *anankastisch/zwanghaft:* Perfektionismus und Pedanterie, rigides Verhalten, Unsicherheit

> *ängstlich vermeidend:* Minderwertigkeits- und Unsicherheitsgefühle, Bestätigungssuche

> *dependent/abhängig:* Kann nicht allein Entscheidungen treffen, Angst vor dem Verlassenwerden, ständig auf der Suche nach Anerkennung und Zuneigung

> *Borderline:* Störung des Selbstbilds (fehlender Kontakt mit sich selbst, «Innere Leere») mit Spannungszuständen, Beziehungen sind sehr intensiv und instabil mit Wechsel zwischen Idealisierung und Entwertung, suchtartiges und selbstverletzendes Verhalten

> *passiv-aggressiv:* Hinter einer scheinbar angepassten und freundlichen Fassade wird das Gegenüber subtil abgewertet. Die Therapeutin, bzw. die Therapie wird durch ein fehlendes Einlassen auf einen therapeutischen Prozess «unwirksam gemacht», was ihr dann subtil als Versagen gespiegelt wird.

PTBS = Posttraumatische Belastungsstörung: Eine verspätete oder verlängerte Reaktion auf ein schweres Trauma oder eine Erfahrung von katastrophalem Ausmass. Typischerweise betroffen sind Menschen, die Naturkatastrophen, menschliche Gewalt wie Krieg oder Missbrauch erlebt haben, sowie Feuerwehrpersonal oder die Belegschaft von Intensivstationen. Die Reaktionen können Gedächtnisverlust und Flashbacks in Bezug auf die Erfahrung beinhalten, in den Betroffenen Übererregbarkeit, Angst und depressive Stimmungen auslösen und in sozialem und emotionalem Rückzug resultieren, nicht selten auch in Alkohol- oder Drogenabhängigkeit.

Schizophrenie: Kombinierte Störung von Wahrnehmung, Denken, Antrieb und Affekt. Ausprägung ist unterschiedlich, am häufigsten ist die paranoid-halluzinatorische Schizophrenie. Laut Samuel Widmer ist eine Schizophrenie ein Konflikt zwischen Selbstbildern, bzw. Erwartungen, und der Wirklichkeit. Wenn diese Inkongruenz nicht ausgehalten wird, kollabiert das Ich. Beispiel: Ich denke, dass ich extrovertiert, belastbar und beliebt bin, und halte es nicht aus, dass ich in Wirklichkeit schüchtern, instabil und isoliert bin. Ich entwickle daraufhin einen Wahn, dass mich unbekannte Kräfte verfolgen, mir Böses wollen und meine Gedanken steuern, was die Verantwortung über die Situation nach aussen verschiebt.

somatisch = körperlich = organisch: Den Körper betreffend, auf stofflicher Ebene stattfindend.

Trauma: Griechisch für «Wunde». In der Psychologie bezeichnet das Wort eine seelische Verletzung, hervorgerufen durch eine Erfahrung, welche in dem Moment des Erlebens die Verarbeitungskapazität übersteigt.

Übertragung: Der Patient «überträgt» seine unbewussten, unausgelebten Gefühle und Wünsche auf die Therapeutin, welche ihm ja auch hilft, diese aufzudecken. Dabei werden alte Muster entdeckt und können in der therapeutischen Beziehung bearbeitet werden. Beispiel: Der Patient hat eine schwierige Beziehung zu seiner Mutter, und entdeckt seine versteckte Wut, Anziehung, Enttäuschung und Abhängigkeit, die er in Bezug auf seine Mutter nie fühlen konnte/durfte, indem er all diese Gefühle seiner Therapeutin gegenüber fühlt, die in dem Falle eine Art Mutterfigur für ihn darstellt.

Wahn: Die Beurteilung der Realität ist gestört, man hat starke Überzeugungen, welche sich nicht durch Erfahrung korrigieren lassen, und welche nicht mit denen der Mitmenschen übereinstimmen. Oft mit Misstrauen und Beziehungslosigkeit verknüpft.

Zwangsstörung: Die Betroffene wird durch sich aufdrängende, wiederkehrende, als unsinnig empfundene aber dennoch quälende Gedanken und Impulse belastet. Teilweise wird diesen auch nachgegeben, z.B. 30-maliges Händewaschen bei Angst vor Bakterien.